Haid-Fischer   Gesunde Beine – ein Leben lang

Freya Haid-Fischer

Gesunde Beine – ein Leben lang

Venenleiden und Krampfadern vorbeugen
Beschwerden richtig behandeln

≡ TRIAS THIEME HIPPOKRATES ENKE

Anschrift der Autorin:
Dr. med. Freya Haid-Fischer
Königstraße 4
70173 Stuttgart

Konzeption der Typographie:
B. und H. P. Willberg, Eppstein/Ts.

Umschlaggestaltung:
Dominique Loenicker, Stuttgart

*Die Deutsche Bibliothek –
CIP-Einheitsaufnahme*

Haid-Fischer, Freya:
Gesunde Beine – ein Leben lang :
Venenleiden und Krampfadern
vorbeugen : Beschwerden richtig
behandeln / Freya Haid-Fischer. –
7. Aufl. – Stuttgart : TRIAS – Thieme
Hippokrates Enke, 1995

Wichtiger Hinweis: Wie jede Wissenschaft ist die Medizin ständigen Entwicklungen unterworfen. Forschung und klinische Erfahrung erweitern unsere Erkenntnisse, insbesondere was Behandlung und medikamentöse Therapie anbelangt. Soweit in diesem Werk eine Dosierung oder eine Applikation erwähnt wird, darf der Leser zwar darauf vertrauen, daß Autoren, Herausgeber und Verlag große Sorgfalt darauf verwandt haben, daß diese Angabe dem Wissensstand bei Fertigstellung des Werkes entspricht.
Für Angaben über Dosierungsanweisungen und Applikationsformen kann vom Verlag jedoch keine Gewähr übernommen werden. Jeder Benutzer ist angehalten, durch sorgfältige Prüfung der Beipackzettel der verwendeten Präparate und gegebenenfalls nach Konsultation eines Spezialisten festzustellen, ob die dort gegebene Empfehlung für Dosierungen oder die Beachtung von Kontraindikationen gegenüber der Angabe in diesem Buch abweicht. Eine solche Prüfung ist besonders wichtig bei selten verwendeten Präparaten oder solchen, die neu auf den Markt gebracht worden sind. Jede Dosierung oder Applikation erfolgt auf eigene Gefahr des Benutzers. Autoren und Verlag appellieren an jeden Benutzer, ihm etwa auffallende Ungenauigkeiten dem Verlag mitzuteilen.

Gedruckt auf chlorfrei
gebleichtem Papier

© 1995 Georg Thieme Verlag
Rüdigerstraße 14,
D-70469 Stuttgart
Printed in Germany
Satz und Druck: Gulde-Druck GmbH,
72070 Tübingen

ISBN 3-89373-292-6

Inhalt

Ein Wort voraus

Was ist Phlebologie?

Das Wort kommt aus dem Altgriechischen: Phlebes, die Venen (φλεβος) zu Deutsch: **Venenheilkunde.**

Dieser Zweig der medizinischen Spezialisierung ist verhältnismäßig jung. Er wurde auf der Universität bislang nicht als solcher gelehrt, wie etwa Augenheilkunde oder Kinderheilkunde beispielsweise. Die Venenerkrankungen waren in verschiedenen Fachgebieten angesiedelt. So lag die Behandlung nach außen sichtbaren Krampfadern hauptsächlich beim Hautarzt, weil sie auch Krampfaderekzeme und -geschwüre hervorrufen. Große Krampfadern, die zu operieren sind, schickte man zum Chirurgen, die Thrombosen waren beim Internisten, weil sowohl die Gerinnungsstörung des Blutes aus auch die gefährliche Komplikation, die Embolie, internistisch behandelt werden muß. Im Anschluß an eine Embolie – wenn sie überlebt wird – entsteht meist eine Erkrankung des Herzens (Rechtsherzinsuffizienz und pulmonale Hypertonie) und in der Folge eine Lungen- und Rippenfellentzündung (Infarktpneumonie und -pleuritis).

Die Folgekrankheiten der Thrombose, die auch als Spätfolgen noch nach Jahren auftreten können, waren wieder bei den verschiedensten Fachgebieten zu finden, auch bei der Orthopädie. Jeder Arzt bemühte sich nach Kräften mit den Fällen fertigzuwerden, über die in seinem Studium nicht oder nur mangelhaft gelehrt worden ist. Selbst Lehrbücher über Phlebologie für die Ärzte gibt es erst seit wenigen Jahrzehnten, und nicht jeder Arzt konnte sie sich erarbeiten.

Phlebologie – warum hat man den Namen nicht einfach von den Venen hergeleitet, etwa Venologie? Das ging nicht, weil der Begriff »Venerologie« schon seit langem besetzt ist für die Krankheiten, die man sich im Kontakt mit der Liebesgöttin Venus zuzieht, nämlich die Geschlechtskrankheiten. Sie sind beim Arzt für »Haut- und Geschlechtskrankheiten« – Dermatologie und Venerologie – fest verankert seit galanter Zeit.

=====   Wie wird ein Arzt Phlebologe?

Ein Problem ist, daß es nur wenig Ausbildungsstätten für Phlebologen gibt. Vielfach nennen sich Ärzte Phlebologen, wenn sie sich eine Fertigkeit im Krampfaderspritzen angeeignet haben, oder wenn sie Krampfadern operieren. Aber mit den Krampfadern ist es nicht getan. Sie sind eher untergeordnet gegenüber den Erkrankungen der tiefen Venen, weil diese weit maßgeblicher sind für die Entsorgung der Gliedmaße. Ihre Erkankungen sind auch schwerwiegender für den Patienten, weil sie sowohl akut das Leben bedrohen als Thromboembolie oder aber zu chronischen Leiden führen wie das sogenannte postthrombotische Syndrom.

Als Enkelin des Begründers der Fischer-Methode für die akuten wie chronischen Venenerkrankungen habe ich das Glück gehabt, eine intensive Ausbildung bei meinem Vater erhalten zu haben, der mir auch seinen reichen Erfahrungsschatz als jahrzehntelanger Venenarzt weitergab. Immer war ich bemüht, das so erlernte weiterzugeben. Im Laufe der Jahre hatte ich 17 Ärzte als Schüler in meiner Spezialpraxis. Das ist natürlich anders, als wenn man solch ein Gebiet in Kursen und Wochenendseminaren erlernen will.

Ein Schuhmacher oder Schreiner erlernt sein Handwerk auch nicht in Kursen oder aus Büchern.

Erfreulicherweise hat sich die Deutsche Gesellschaft für Phlebologie der Ausbildung junger Ärzte zum Phlebologen angenommen. Auch soll die Bezeichnung »Phlebologe« nach entsprechender Ausbildung offiziell anerkannt werden. Dann kann auch der Patient leichter den für seine Venenerkrankung richtigen Arzt finden.

Der Verlag der »Deutschen Ärztezeitung« gibt ein Büchlein heraus mit dem Eingangskapitel:

»Der Patient geht meilenweit für einen Phlebologen».

≡ Zu diesem Buch

Erkrankungen der Blutgefäße, besonders im Bereich der Beine, nehmen offensichtlich an Häufigkeit zu. Dies erklärt den vielfach geäußerten Wunsch, etwas über die Ursachen dieser Zunahme und über die Möglichkeit einer sinnvollen Vorbeugung bzw. erfolgsversprechenden Behandlung zu erfahren. Es erscheint uns wichtig, über diese Dinge zu informieren, weil durch die Einsicht und Mitarbeit des Patienten die Bemühungen des Arztes um eine Heilung erleichtert werden.

Dieser Ratgeber ist aus der Praxis heraus geschrieben und soll der gemeinsamen Aufgabe von Arzt und Patient dienen. Es hat sich nämlich immer wieder gezeigt, daß mündlich gegebene Erklärungen und Anweisungen, selbst bei bestem Willen zur Mitarbeit, leicht vergessen werden. Oft reicht auch die Zeit des Arztes nicht aus, die zum Verständnis einer Anweisung notwendigen Erklärungen ausführlich zu geben. Diesem Mangel möchten die folgenden Seiten abhelfen.

In den Beinen sind Erkrankungen der Blutadern(Venen) am häufigsten. Wir werden uns daher in erster Linie mit diesen Krankheiten beschäftigen und versuchen, die Möglichkeiten des Vorbeugens und der Behandlung, soweit sie ohne ärztliche Aufsicht und Anordnung vertretbar sind, zu beschreiben. Im Notfall soll sich der Patient bis zum Eintreffen des Arztes selbst helfen können.

Ebenfalls häufig sind Krankheiten der Schlagadern (Arterien) und der Gelenke, auch sie werden ausführlich besprochen.

Erkrankungen der Nerven, die z. B. als Lähmungen, gestörte Berührungsempfindlichkeit oder Unsicherheit beim Gehen in Erscheinung treten oder sich als Folge einer Bandscheibenerkrankung durch Nervenschmerzen mit Taubheitsgefühl im Fuß äußern, sind keine speziellen Beinkrankheiten. Sie gehören im allgemeinen in nervenärztliche oder orthopädische Behandlung. Auf ihre Darstellung wird daher in diesem Rahmen verzichtet.

Besonderen Wert legen wir auf die Vorbeugung. Sie beginnt schon im Kindesalter und ist ein dankbare Aufgabe für die Eltern. Vielfach wird bereits durch Fehler im Kleinkindalter der Grund für spätere Beinleiden gelegt.

Um jedes der Hauptkapitel in sich geschlossen zu halten, ließ sich manche Wiederholung nicht vermeiden, sie ist um der erwünschten Einprägung willen mit voller Absicht geschehen. Möge dieses Buch jedem Beinkranken ein zuverlässiger Ratgeber werden, damit er viele schmerzhafte Folgen selbst abwenden kann und die Zuversicht gewinnt, daß die meisten derartigen Leiden vermeidbar, durch ärztliche Kunst zu heilen oder zumindest wesentlich zu lindern sind.

≡ Vom Blutkreislauf

Der Blutkreislauf umfaßt zwei Gefäßsysteme: die Schlagadern (Arterien) und die Blutadern (Venen).

Durch die *Arterien* pumpt das Herz sauerstoffreiches Blut. Sie verästeln sich immer feiner bis in die Haargefäße (Kapillaren) und bringen den Sauerstoff an die Zellen der Gewebe heran. Die Zelle verbraucht Sauerstoff und mitgeführte Nährstoffe, sie gibt Kohlensäure und Schlakkenstoffe an die Haargefäße zurück. Diesen Vorgang nennt man Zellstoffwechsel.

Die Haargefäße sammeln sich zunächst in kleinen *Venen*, die dann in größere Venen münden und das verbrauchte Blut zum Herzen zurückleiten. Die Hauptvenen (je eine aus der oberen und der unteren Körperregion) münden in die rechte Herzhälfte, und zwar zunächst in den Vorhof. Die rechte Herzkammer pumpt das Venenblut dann in die Lunge. Dort verästeln sich wieder die kleinen Blutgefäße in immer kleinere Aufzweigungen bis wiederum in Kapillaren, die Millionen kleinster Lungenbläschen umspinnen. Dort gibt das Blut Kohlensäure ab und nimmt den aus der Atmung gewonnenen Sauerstoff auf. Nach diesem Austausch gelangt es als sauerstoffreiches, sogenanntes arterielles Blut in die linke Herzhälfte. Die linke Herzkammer pumpt es wieder in den Körperkreislauf.

Neben den Venen besteht noch ein sehr feines Gefäßnetz, die *Lymphbahnen*. Sie nehmen Flüssigkeit aus den Zwischenzellräumen der Gewebe auf und leiten sie zum Rumpf, wo sie nach Filterung in den Lymphknoten diese Gewebeflüssigkeit in größere Venenstämme abgeben. Vor allem nehmen die Lymphbahnen diejenigen Stoffe auf, die die Venenkapillaren nicht transportieren können, nämlich Eiweißstoffe und Fette. Deren Moleküle sind zu groß für die Venenkapillare. Die Lymphbahnen haben wie die Venen kleine Ventilklappen gegen den Rückstrom. Außerdem pumpen sie ihren Inhalt durch wurmförmige Bewegungen weiter, ähnlich wie es der Darm tut. Ebenfalls übernehmen die Lymphbahnen überschüssige Gewebeflüssigkeit, die die Venen – vielleicht durch Stauungsdruck – nicht mitgenommen haben und kompensieren so die Entsorgung der Extremität. Damit besteht eine innige Verbindung der Lymphbahnen mit den Venen.

═══   Die Gefäße der Beine

Bei unserem Thema interessieren speziell die Gefäße der Beine.
Der Motor für die Arterien ist das Herz. Für die Venen im Bein sind es die
Muskeln der Beine. Man muß dabei bedenken, daß das Blut der Beine
entgegen der Schwerkraft und aus den herzfernsten Gebieten zurück-
transportiert werden muß. Dafür gab die Natur Transporthilfen. In den
Beinvenen sind im Abstand von wenigen Zentimetern Venenklappen ein-
gebaut (Abb. 1). Dies sind kleine Taschen in der Venenwand, die das Blut
nur herzwärts strömen lassen. Will das Blut in entgegengesetzter Richtung zurückströmen, so füllen sich diese Taschen und schließen das Gefäß gegen den Rückstrom ab.

Ziehen sich die Muskeln bei der Bewegung zusammen so werden
sie verkürzt und dick und pressen auf diese weise die blutgefüllte Vene
herzwärts aus (Abb. 2). So arbeitet beispielsweise bei einem Spaziergang
die Muskulatur gleichmäßig wie das Herz. Man hat deshalb die Beinmuskulatur auch das »periphere Herz« genannt. Auch die Lymphbahnen weisen solche Ventilklappen auf.

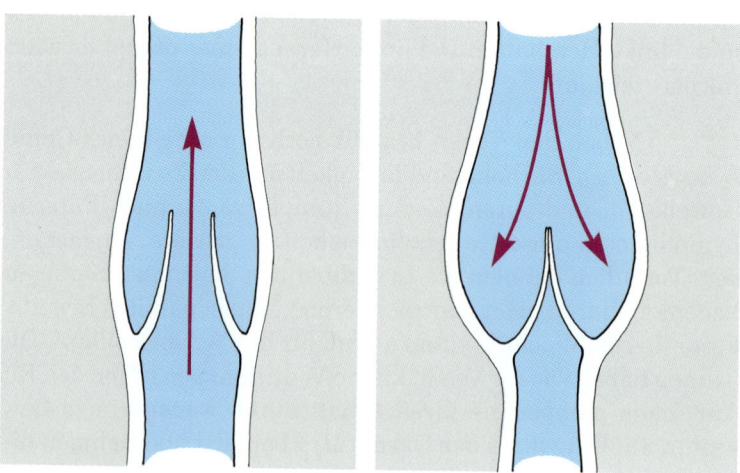

Abb. 1   Venenklappen

Eine weitere Hilfe für den venösen Rückfluß ist die Atmung: Beim Einatmen entsteht ein Unterdruck im Brustraum, der Blut aus Bauch und Becken ansaugt. Beim Ausatmen preßt die Bauchmuskulatur die Beckenvenen nach dem Herzen zu aus. Beim Gehen in frischer Luft wird die Atmung tiefer und damit ihre Wirkung auf den Venenrückfluß ausgiebiger.

Der Aufbau des Venensystems

Die Erkrankungen der Venen werden verständlicher, wenn man den Aufbau des Venensystems der Beine kennt.

Tief im Innern des Beines, nahe den Knochen, von den Muskeln umschlossen, finden sich starke Venenstämme, die Leitvenen. In ihnen fließen 85 Prozent des Venenblutes zum Herzen zurück. Aus den Muskeln münden zahlreiche kleine Venen in die *Leitvenen* ein.

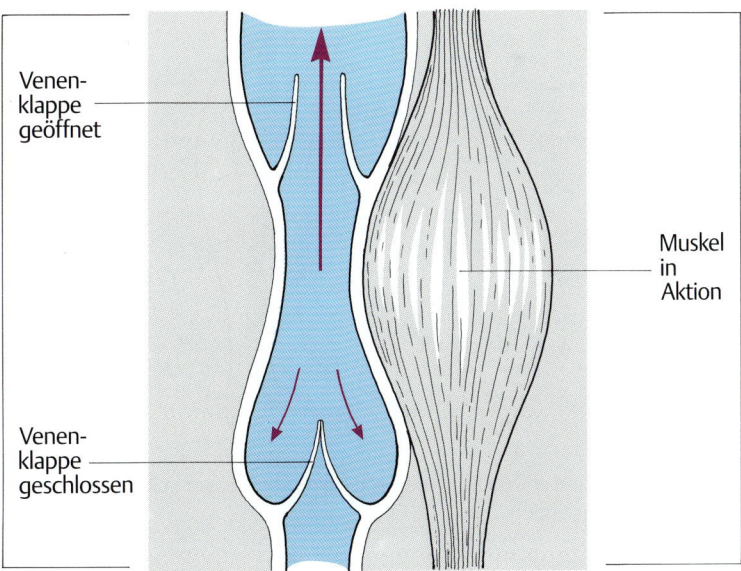

Venen-
klappe
geöffnet

Muskel
in
Aktion

Venen-
klappe
geschlossen

Abb. 2   Der arbeitende Muskel preßt die Vene herzwärts aus

Außerhalb der Muskulatur, im Unterhautgewebe, liegt das *ober-flächliche Venensystem*. Markant sind dessen zwei Hauptstämme, die

– große Rosenader (Vena saphena magna) und die
– kleine Rosenader (Vena saphena parve).

Die große Rosenader entspringt nahe dem Innenknöchel am Fuß, zieht auf der Innenseite des Beines nach oben und mündet in der

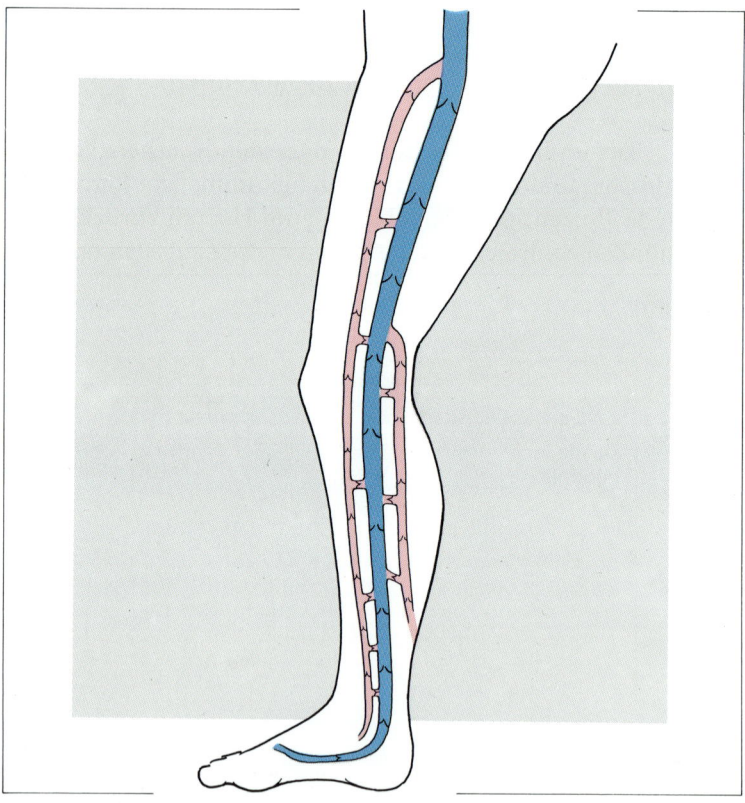

Abb. 3   Tiefe Leitvene (blau); große und kleine Rosenader mit ihren Verbindungsvenen und Venenklappen.

Leistenbeuge in die tiefe Leitvene des Oberschenkels. Die kleine Rosenader läuft auf dem Unterschenkel senkrecht auf der Wade hoch bis oberhalb der Kniekehle. Dort mündet sie ebenfalls in die Leitvene (Abb. 3).

Zwischen dem oberflächlichen System und den Leitvenen besteht nicht nur durch die Einmündung der Hauptstämme eine innige Verbindung, sondern es gibt noch zahlreiche kleine Verbindungsvenen, in denen das Blut von den Hautvenen in die tiefen Leitvenen abgesaugt wird. Die Richtung des Stromes vom Fuß zum Körper und von der Oberfläche zur Tiefe wird jeweils durch Ventilklappen bestimmt (Abb. 4a, b).

Die Venen sind also alle zusammen ein offenes Röhrensystem, dessen Füllung, Spannung, Druck und Erkrankungen sich immer auf andere Abschnitte ausdehnen und auswirken können.

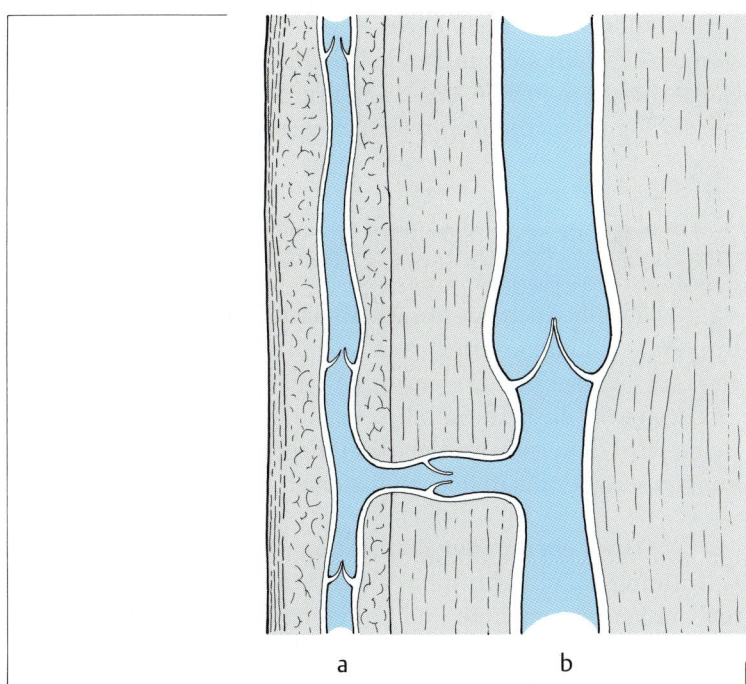

a   b

Abb. 4   a) Tiefe Leitvene im Innern der Muskulatur
          b) Oberflächliche Vene im Unterhautgewebe jeweils mit ihren Ventilklappen

Erkrankungen der Gefäße

Erkrankungen der Blutadern (Venen)

Die häufigsten Krankheiten der Beine sind Erkrankungen der Venen: Krampfadern, Venenentzündungen, Thrombosen, Unterschenkelgeschwüre (offene Beine) und Ekzeme. Wir kennen sie zusammenfassend unter dem volkstümlichen Begriff »Beinleiden«.

Venenerkrankungen gibt es praktisch in jedem Lebensalter. Nach schweren Krankheiten und Operationen kommen auch bei Kindern Venenthrombosen vor. Bei Schuluntersuchungen, fanden wir Vorstufen schon bei den Sechs- bis Zehnjährigen, offene Beine und Lungenembolien bei 16–18jährigen. Mit zunehmendem Alter steigt die Zahl der Beinkranken, wobei bis etwa zum 50. Lebensjahr das weibliche Geschlecht überwiegt. Im höheren Alter ist die Erkrankungsquote am höchsten und verteilt sich auf beide Geschlechter ungefähr gleichmäßig. Im Gegensatz zu manchen Infektionskrankheiten beruhen die Erkrankungen der Venen auf mehreren Ursachen, so auch auf unserer Lebensweise.

Venenstauung und Venenerweiterung

Es gibt auch heute noch Menschen und Völker, die barfuß gehen. Ihre Füße sind den natürlichen Verhältnissen, d. h. dem ständigen Reiz von Luft, Wasser und Bodenrauheit, ausgesetzt. Ihre Zehen können sich frei bewegen, da kein Schuhwerk sie einengt. Das Gefäßsystem ihrer Beine wird dauernd trainiert. Bei diesen Menschen sind Venenerkrankungen seltener als in hochzivilisierten Ländern.

Das Leben in der Zivilisation schränkt dieses Gefäß- und Muskeltraining auf ein Minimum ein. Für die Fortbewegung stehen alle Arten von Verkehrsmitteln und Fahrzeugen bereit, um dem Menschen die Mühe des Gehens abzunehmen. Eine durch anhaltendes Sitzen oder Stehen untätige Muskulatur kann die Venen nicht ausreichend entleeren. Die untrainierte Muskulatur verliert an Masse und an Kraft, so daß selbst bei dem wenigen Gehen zwischendurch die Entleerung der Venen unzureichend geschieht. Die Geschwindigkeit des Blutrückstromes aus den Venen wird langsamer. So kommt es schließlich zur Venenstauung.

Solche Stauungen findet man gar nicht selten schon im jugendlichen Alter. Sie sind häufig Vorstufen späterer Venenentzündungen.

In der gestauten Vene nimmt der Druck zu. Normalerweise wird die Gefäßwand durch das Bindegewebe, das die Gefäßwand umgibt, gegen Druckschwankungen und dauernde Überdehnung geschützt. In vielen Familien besteht aber die Anlage zu weichem, nachgiebigem Bindegewebe. Dieses kann die Venenwände gegen einen zunehmenden und chronischen Stauungsdruck nicht ausreichend stützen. Die Venenwand gibt schließlich dem erhöhten Innendruck nach, es kommt zur Venenerweiterung. Dadurch schließen die Venenklappen nicht mehr vollständig.

Das Gefäßsystem der Beine ist kein U-Rohr, bei dem der Druck in beiden Säulen gleich hoch und der Abfluß gleich dem Zufluß ist. Die dem Abfluß dienenden Venen sind viel weiter als die zuführenden Arterien und können weit mehr Blut aufnehmen. So bewirkt ein vermehrter arterieller Zufluß im Bein also nicht unbedingt vermehrten venösen Abstrom. Besonders bei mangelnder Bewegung nimmt die Blutfülle der Venen zu. Schließlich werden die Venenklappen nicht mehr schließen und ihre Aufgabe, den Blutstrom ausschließlich zum Herzen zu lenken, nicht mehr erfüllen. Das Blut kann jetzt auch in die entgegengesetzte Richtung fließen, z. B. bei einem Hustenstoß. Stauung und Druck in den Beinen nehmen im Laufe eines Tages zu, so daß die weiter fußwärts gelegenen Venenklappen allmählich ebenfalls unfähig werden, das Zurückfließen des Blutes in das Bein hinein abzufangen.

Was spürt man?

Die Venenstauung äußert sich in einem Gefühl der Spannung und Schwere in dem betroffenen Bein, besonders gegen Abend. Die Konturen der Fußknöchel werden undeutlich. Bei lange anhaltender Stauung reicht die Schwellung bis zur Wade hinauf, und das Bein verfärbt sich im unteren Drittel bläulichviolett. Anfangs geht die Stauung während der Nachtruhe oder beim Hochlagern in einer Ruhepause noch zurück.

══ Krampfadern (Varizen)

─── *Was sind Krampfadern?*

Hautvenen haben nicht die Stütze umgebender Muskulatur wie tief gelegene Venen. Bei längerer Stauung weiten sich Hautvenen nicht selten aus und werden zu Krampfadern (Varizen) umgebildet (Abb. 5).

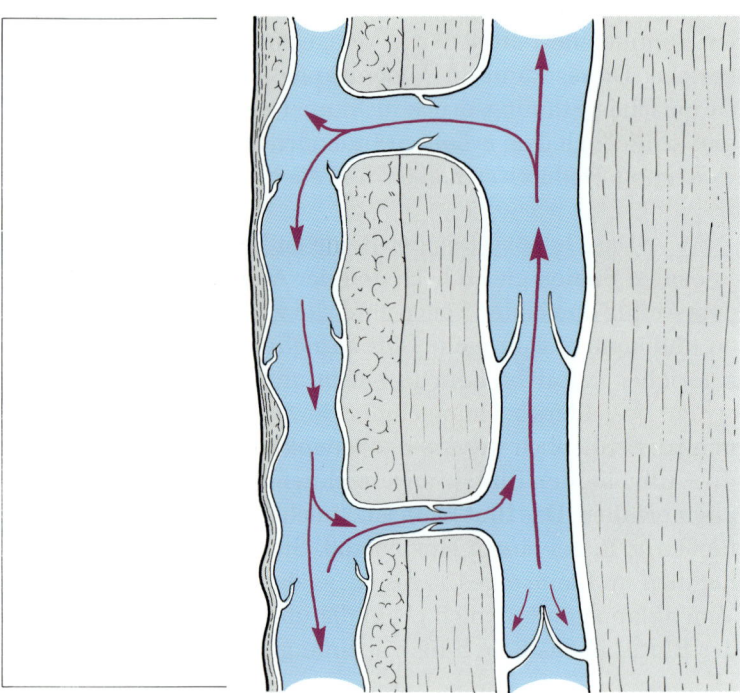

Abb. 5   Krampfaderbildung der Hautvene. Ihre Ventilklappen schließen nicht mehr. Dies ermöglicht das Zurückströmen des Venenblutes. Auch die Verbindungsvene ist varikös aufgedehnt. So erhält die tiefe Leitvene, deren Klappen noch schließen, das bereits nach oben transportierte Blut teilweise wieder zurück.

So wird bei Bewegungsarmut (z. B. durch beruflich bedingtes langes Stehen oder Sitzen) die Wand der Beinvenen im Lauf der Zeit überlastet. Bei entsprechender Anlage kann dies innerhalb von Monaten oder Jahren zur Krampfader (Varix) führen. Größere Belastungen, z. B. Heben und Tragen schwerer Lasten, bei Frauen besonders in der Schwangerschaft, begünstigen die Entstehung von Krampfadern. Bei Frauen spielen zusätzlich hormonelle Einflüsse eine wichtige Rolle. Wir sehen deshalb eine erhöhte Neigung zu Venenstauungen und Krampfadern kurz vor der Menstruation und in den ersten Monaten einer Schwangerschaft. Auch Venenthrombosen verursachen häufig Krampfadern (s. S. 50).

Die Venenwand erleidet auch eine Umbildung ihrer Wände, wenn sie zur Krampfadern wird. So hat sie glatte Muskeln, die sie zusammenziehen kann. Diese werden durch die Erweiterung des Gefäßes ausgedünnt. Außerdem erfährt der Venenabschnitt sogar eine Vermehrung seines Längenwachstums, weshalb sich die Ader dann schlängelt und vorbuckelt.

Wenn man Krampfadern bekommt, liegt immer eine Anlage dazu vor. In der Regel ist dies erblich. Schon in der 7.–8. fetalen Woche, d. h. Schwangerschaftswoche der Mutter, wachsen die Gliedmaßensprossen des Kindes. Da bildet sich die Große Rosenader, medizinisch genannt: *Vena Saphena magna*. Erhält sie in ihrer genetischen Programmierung eine minimale Fehlinformation, z. B. ein zu weites Lumen oder eine zu schwache Wandmuskulatur, hat der heranwachsende Mensch bereits in diesem Stadium die Anlage zur sogenannten Stammvarikosis. Mit dem Wachstum wächst auch die schwachwandige und erweiterte Vene mit. Dann findet man häufig schon nach dem größten Wachstumsschub in der Pubertät die ausgebildete Stammvarikosis. Nach außen tritt sie gewöhnlich erst nach dem 20. Lebensjahr. Die anderen genannten Mechanismen treten dann zu der Anlage hinzu.

Die Krampfader ist eine bleibende, nicht mehr rückbildungsfähige Venenerweiterung. Man sieht sie durch die Haut schimmern als prall gefülltes, bläulich gefärbtes, geschlängeltes Gefäß. Krampfadern bereiten keine Schmerzen, solange sie nicht entzündet sind. Sie verursachen lediglich ein Gefühl der Müdigkeit im Bein. Sticht es zuweilen in der Ader und treten nachts hin und wieder Krämpfe auf, können dies erste

Zeichen einer beginnenden Entzündung sein. Die Krampfader fühlt sich dann heiß an.

Nur langsames Fließen

Um die Funktion der Vene bildlich erklären zu können, möchten wie sie mit einem Fluß vergleichen. Wo der Fluß schmal ist wie am Ursprung, fließt das Wasser rasch. Die große Geschwindigkeit läßt keine Schlammbecken am Rande des Flusses entstehen. Wird der Fluß in seinem Verlauf breiter, so fließt das Wasser langsamer, bildet Schlammbecken, und ein Teil des Wassers versickert in das umliegende Erdreich. Ähnlich ist es im Blutgefäß. In der erweiterten Ader, besonders in der Krampfader, fließt das Blut langsam. Diese langsame Strömung ist die Voraussetzung für die Venenentzündung.

—— *Was für verschiedene Krampfadern gibt es?*

Besenreiser

Betrifft das Krampfaderleiden (Varikose) kleine und kleinste Hautgefäße, so sehen wir blaurote, feine Gebilde in der Haut, wie mit dem Pinsel gezeichnet. Diese nennt man Besenreiser, weil sie in ihren Verzweigungen dem Birkenreis ähneln, aus dem die Reisigbesen früher gebunden wurden. Gelegentlich stehen solche Besenreiser wie ein Stern oder ein Strahlenkranz um eine erweiterte Übergangsvene. Man spricht dann von ›blow out‹ oder ›tâches bleues‹ die sich dadurch kennzeichnen, daß sie sich nach einem Blaßdrücken schnell vom Zentrum aus wieder füllen. Man findet sie vorwiegend am Oberschenkel, oft auf der Außenseite, und um die Knöchel an den Rändern der Fußsohle.

Netzvarikose

Bilden etwas größere, jedoch noch in der Oberhaut gelegene Adern netzartige Formen, so entsteht die Netzvarikose (retikuläre Varikose). Sie können sich über das ganze Bein verteilen auf der Vorder- und Rückseite.

Diese beiden Formen der Varikose üben keinen Einfluß auf die Zirkulation aus. Sie sind mehr ein ästhetisches Problem.

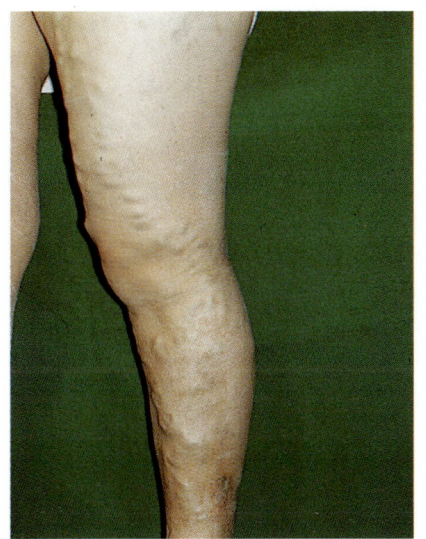 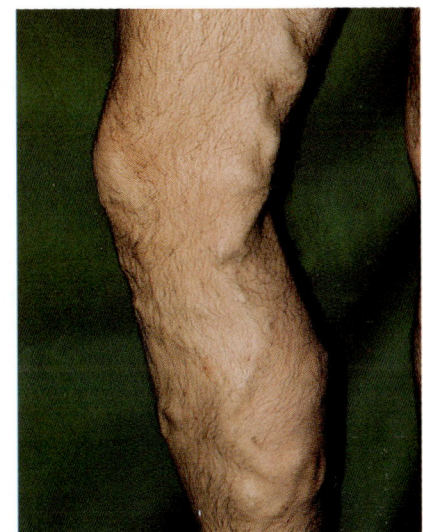

Abb. 6   Abb. 7

Seitenastvarikose

Größere Störungen des Blutabstroms verursachen die Seitenäste der Rosenadern (Saphenen). Sie entspringen meist im Bereich einer
erweiterten Verbindungsvene zum Tiefensystem und können sehr mäch-
tig erscheinen (s. Abb. 6).

Stammvarikose

Sehr wesentlich ist die Unterscheidung der Netz- und Seitenast-
varikose von derjenigen der Stammvarikose (Abb. 7). Hierbei sind die
Rosenadern (*V. saphena magna* und/oder *V. saphena parva*) betroffen.
Ihre Erweiterung und der fehlende Klappenschluß in diesen Hauptstäm-
men des oberflächlichen Venennetzes bringen eine empfindliche Störung
in den Venenabstrom des Beines. Zwar können die tiefen Leitvenen, sofern sie gesund und funktionstüchtig sind, dieses Leck in der Pumpe
häufig kompensieren. Dann sehen wir an einem derartigen Bein keine
Schwellung, auch nicht gegen Abend. Andererseits sind die tiefen Leitve-

nen ständig überlastet durch den gegenläufigen Strom in der Krampfader: Das herzwärts transportierte, schlackenreiche Venenblut kommt immer wieder zurück und muß nochmals nach dem Körper hin befördert werden.

Dies ist besonders ausgeprägt, wenn bereits die Einmündungsklappen, von der großen Rosenader in der Leiste, von der kleinen oberhalb der Kniekehle, schlußunfähig sind. Dann strömt bei jeder Druckerhöhung im Bauchraum, ja schon bei der Ausatmung, Blut aus der Beckenvene in die große Rosenader bzw. aus der tiefen Oberschenkelvene in die kleine Rosenader. Die Störungen dieses Zustandes können so gravierend werden, daß auch das tiefe Leitvenensystem durch diese Überlastung ernsthaft erkrankt.

> Je größer der Rückstrom und je höher der Druck in der Krampfader sind, desto nachteiliger wirkt es sich auf den Gesamtabfluß des Venensystems aus.

Folgen der Venenstauung und Krampfadern

Stauungsausschlag und Krampfadergeschwür

Bei langdauernder (chronischer) Venenstauung tritt aufgrund des erhöhten Drucks Blutflüssigkeit vermehrt aus der Vene in das umgebende Gewebe aus. Kehrt diese Flüssigkeit nicht wieder in die Blutbahn zurück, so werden die durchtränkten Gewebe gereizt. Haut und Unterhautgewebe des Beines können sich entzünden. Oft entsteht daraus ein juckender, eventuell nässender Hautausschlag, der Stauungsausschlag (Stauungsdermatose oder Stauungsekzem).

Man sieht kleine Bläschen in geröteter oder bräunlich verfärbter Haut. Sie heben die oberste Hautschicht ab und platzen. Es entsteht eine hochrote, nässende Fläche. Trocknet die meist klare, hellgelbe Flüßigkeit ein, so bilden sich Borken und Risse. Diese nässende Stelle juckt und ist schmerzhaft. In leichteren Fällen schuppt die Haut nur. Juckreiz und Brennen verleiten zum Kratzen. Die dünne, in ihrer Ernährung geschädigte Haut wird aufgerissen. Bakterien siedeln sich in den Verletzungen leicht an, weil die körpereigene Abwehr im gestauten Bein vermindert ist. Die örtliche Infektion führt dann zum »offenen Bein«.

Im chronisch gestauten Bein ist der Zellstoffwechsel herabgesetzt, und im Einflußbereich von Krampfadern können Zellen absterben. Auf diese Weise kann auch ohne Infektion und ohne Verletzung von außen das Bein aufbrechen und ein Krampfadergeschwür entstehen.

Was können Sie dagegen tun?

Um einen Stauungsausschlag oder ein Krampfadergeschwür zu heilen, muß man folgerichtig zuerst die Ursache, nämlich die Stauung im Bein beseitigen. Dem erhöhten Innendruck der Gefäße setzen wir mit einem gleichmäßig fest angelegten Verband einen entsprechenden Druck von außen entgegen, damit er mit zusätzlicher Hilfe der Wadenmuskulatur beim Gehen das Bein entstauen kann (s. S. 55). Auf die entzündete Fläche selbst kommt, entsprechend ihrem Zustand, Salbe, Emulsion oder Puder. Welches Mittel im jeweiligen Zustand richtig ist, muß der Arzt entscheiden.

Wird der Stauungsausschlag ohne Rücksicht auf seine Ursache nur mit Salben oder Umschlägen behandelt, so ist der Erfolg gering, der Hautausschlag breitet sich oftmals weiter aus, und die Haut kann selbst gegen hochwertige Salben überempfindlich (allergisch) werden. Feuchte Umschläge lassen die Haut quellen und machen sie bei längerer Anwendung empfindlich und reizbar. Außerdem erfordern sie Bettruhe. Bewegung dagegen fördert die Blutzirkulation.

Der Ausschlag kann leicht chronisch werden und gehört daher frühzeitig in ärztliche Behandlung.

Die Behandlung des Krampfadergeschwürs ist grundsätzlich die gleiche wie die Behandlung des offenen Beines nach einer Venenthrombose und wird auf S. 54 ausführlich beschrieben.

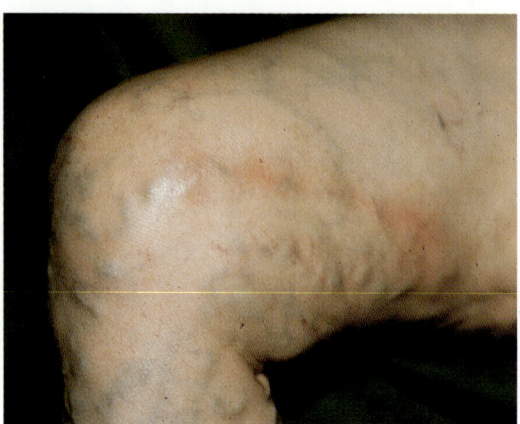

Abb. 8

— *Krampfaderentzündung*

Die Krampfader mit ihrem gestörten Zellstoffwechsel neigt zur Entzündung (Abb. 8). Diese kann z.B. durch Unterkühlung, Sonnenbestrahlung, lange Bettruhe, Infektionskrankheiten, Verletzung durch Stoß oder Schlag hervorgerufen werden. Die Entzündung beginnt mit örtlichem Schmerz. Die Ader zeichnet sich als harter, roter Strang ab, der sich heiß anfühlt und gegen Berührung sehr empfindlich ist. In größeren Krampfaderknoten kann man Blutgerinnsel (Thromben) blauschwarz durch die Haut schimmern sehen. Gelegentlich erhöht sich die Temperatur bis auf ca. 38 °C. Solange diese akute Entzündung sich auf die Krampfader beschränkt, ist sie nicht lebensgefährlich.

Was können Sie dagegen tun?

In jedem Fall sollten Sie sofort zum Arzt gehen. Er muß feststellen, ob die Entzündung auch auf tiefliegende Venen übergegriffen hat. Ist sie nur oberflächlich, soll das Bein gewickelt werden, und der Kranke muß gehen. Strenge Bettruhe kann schaden, da sie die Blutströmung verlangsamt und damit das Fortschreiten der Entzündung in die tiefen Venen begünstigt. Bis ärztliche Behandlung einsetzt, lindert man die örtliche Entzündung vorübergehend durch kühlende Umschläge mit Wasser, dem man auch einen Schuß Alkohol zusetzen kann. Auflagen mit Heilerde, Lehm, Lehmwasser, Quark oder Spezialsalben beruhigen Ent-

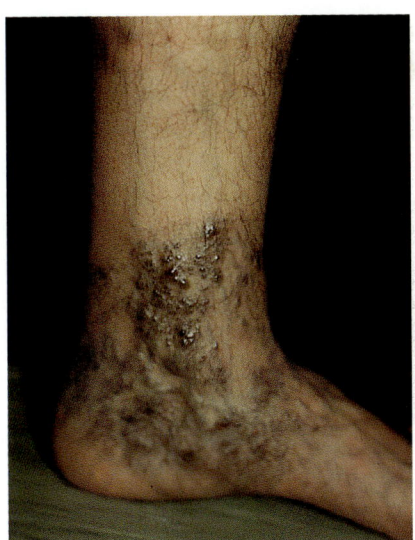

Abb. 9

zündungen und Schmerz. Druckverbände und Bewegung beschleunigen dann die Heilung (Druckverbände s. S. 87 ff.).

—— *Krampfaderblutung*

Stecknadelkopfgroße Krampfaderknötchen in Knöchelnähe treten oft so dicht unter die Haut, daß sie von einer nur seidenpapierdünnen Hautschicht bedeckt sind. Kleinste Verletzungen oder auch das Aufweichen der Haut im warmen Bad bringen solche Knötchen vielfach unbemerkt zum Platzen. Erst ein starker gleichmäßiger Blutstrahl oder feuchte Wärme im Schuh machen dann auf den »Krampfaderbruch« aufmerksam. Schmerz tritt dabei nicht auf (Abb. 9).

Welche Behandlung ist hier angebracht?

Der Patient legt sich am besten sofort flach hin und hebt das blutende Bein steil hoch. Die Blutung steht dann in Kürze. Eine Wundkompresse, z. B. ein Verbandpäckchen oder ein frisch gebügeltes Taschentuch, wird aufgelegt und der ganze Unterschenkel mit zwei elastischen Binden kräftig gewickelt. Jetzt kann der Patient aufstehen und gehen.

Versuche, die Blutung durch Abbinden, d. h. Abschnüren des Beines oberhalb der Blutungsstelle, zu stillen, vermehren nur die Venenstauung und damit die Krampfaderblutung. Die Krampfaderblutung ist keine Arterienblutung! Bei der Arterienverletzung kommt es zu einem stoßweisen, dem Pulsschlag entsprechenden Strahl von hellrotem Blut. Arterienblutungen nach außen entstehen nur bei direkter Verletzung und müssen so rasch wie möglich ärztlich versorgt werden.

—— *Wadenkrämpfe*

Im venengestauten Bein treten besonders nach Überanstrengungen häufig nächtliche Muskelkrämpfe auf. Die sehr schmerzhaften Krämpfe klingen ab, wenn man Vorfuß und Zehen in Richtung Fußrücken anspannt. Oder man springt aus dem Bett und geht einige Schritte. Man kann auch das Bein reiben, massieren und kurz kalt abwaschen. Löst sich der Krampf nicht nach wenigen Minuten, sollte man am nächsten Morgen den Arzt aufsuchen. Ein länger anhaltender Krampf mit anschließendem Schweregefühl kann Beginn einer Entzündung tiefer, im Innern der Muskulatur gelegener Venen sein.

—— *Hämorrhoiden*

Die Behandlung der Hämorrhoiden liegt nicht in der Hand des Phlebologen. Wenden Sie sich an Ihren Hausarzt um Rat.

Kann man Krampfadern vermeiden?

Bei Anlage zu Krampfadern muß man die Zirkulation, besonders den Blutrückfluß in den Venen, anregen. Pfarrer Kneipp sagte einmal: »Wer die Zirkulation beherrscht, beherrscht die Krampfadern«. Vor allem muß man bei den zur Erweiterung neigenden Adern die Spannkraft der Venenwand erhöhen, damit die Wände nicht noch mehr nachgeben und weitere Ventilklappen schlußunfähig werden. Wichtig sind hierbei folgende Maßnahmen:

1. Täglich morgens nach dem Aufstehen, solange man warme Beine hat, ein kurzer kalter Knie- oder Schenkelguß, kalte Waschung der Beine, Wassertreten, evtl. in der Badewanne, oder Tautreten.

    Bei allen Wasseranwendungen – besonders bei kalten im *Kneipp*schen Sinne – ist zu beachten, daß sie kalt zwar sehr wirksam sind, aber nur bei warmem Körper und warmen Beinen durchgeführt werden dürfen. Je kälter das Wasser, desto kürzer der Guß. Bei kalten Beinen nur Wechselguß: erst warm, dann kurz kalt. In der kalten Jahreszeit ist der Wechselguß vielfach bekömmlicher. Mit gezielten Wasseranwendungen verbessern sich Spannkraft und Reaktionsfähigkeit der Adern.

2. Täglich ein größerer Fußweg.

    Wenigstens am Abend ein halbstündiger Spaziergang, wenn möglich auf naturgewachsenem Boden (Wiese oder Wald).

3. Langes, andauerndes Stehen vermeiden.

    Bei Stehberuf wenigstens am Mittag und abend eine halbe Stunde ausgleichende Bewegung in frischer Luft. Wer sich Zeit dazu nehmen kann, soll sich mittags eine halbe Stunde niederlegen und die Beine etwas hochlegen. Bei lange anhaltendem Stehen kann ein gutsitzender Kompressionsstrumpf die Vermehrung der Stauung und die Neigung zum Anschwellen der Beine aufhalten (s. S. 92).

4. Sorge um täglichen Stuhlgang und normales Körpergewicht. Stuhlverstopfung kann den venösen Rückfluß im Becken erschweren. Übergewicht überlastet die Bänder und Gelenke der Beine. Diese schmerzen dann bei der Bewegung. So wird die Bewegungsarmut und damit eine vorhandene Neigung zur Venenerweiterung gefördert.

5. Wöchentlich mehrmals schwimmen bei Wassertemperatur zwischen 18 und 28 °C.

6. Arzneimittel:

   Es gibt eine Reihe von Medikamenten, die die Gefäße abdichten helfen und die Spannkraft der Venenwände erhöhen sollen. Sie können zwar Stauungsbeschwerden lindern, aber die Förderung der Zirkulation durch tägliche Bewegung und Übung nicht ersetzen.

7. Gymnastik (s. S. 150 ff.) und Massage (s. S. 157), über Radfahren und Sauna (s. S. 154).

Wärme tut nicht gut

Zu vermeiden sind in erster Linie warme Voll- oder Fußbäder. Das warme Wasser, gleichgültig ob ohne oder mit irgendeinem Zusatz, bringt die Gewebe und Gefäße zum Erschlaffen, und damit werden Venenstauung und Bildung von Krampfadern gefördert. Zur Körperpflege sind an Stelle des warmen Wannenbades der Wechselguß oder die Brause, noch besser die Handbrause, geeignet.

Weiterhin soll man bei Neigung zu Krampfadern die langandauernde direkte Sonnenbestrahlung der Beine vermeiden, auch Anstrahlung durch Heizöfen und Wärmen kalter Beine durch Heizkissen oder Wärmflaschen. Hautreizung erweitert die kleinsten Blutgefäße (Kapillaren). Die Blutmenge in den Beinen wird dadurch vermehrt. Das sollte unterbleiben! Bei Neigung zu Venenerweiterung aller Art und Venenstauung sollte man deshalb die Beine nicht bürsten.

=== Soll man Krampfadern beseitigen lassen?

Die Krampfader ist eine krankhaft veränderte Hautvene. Ihre Ventilklappen, die verhindern sollen, daß Venenblut zum Fuß zurückfließt, schließen nicht mehr. Je dicker die Krampfader und je länger der erweiterte Venenabschnitt, desto mehr Blut kann rückläufig fließen und desto größer ist die Störung der Zirkulation.

Daraus folgt:

Kleine und kleinste Krampfadern braucht man in der Regel nicht zu beseitigen, sie behindern die Zirkulation am wenigsten. Man kann sie jedoch verschließen, wenn sie aus kosmetischen Gründen stören.

Sklerosierung (früher: Verödung), in besonderen Fällen auch Operation größerer und größter Krampfadern, bedeutet Vorbeugung gegen Venenentzündungen, Thrombose, Hautausschläge und Beingeschwüre. Im Einzelfall muß der phlebologisch geschulte Arzt darüber entscheiden, wann eine Maßnahme und welche getroffen werden muß. Eine Krampfader »heilt« nicht von selbst. Es gibt auch kein Medikament, das sie zurückbilden kann. Je länger sie besteht und je mangelhafter der Blutabtransport von den gesunden Venen übernommen wird, desto wahrscheinlicher sind krankhafte Folgen. Bei regelmäßiger vorsorglicher Pflege (s. S. 39) und Vermeidung von Fehlern (s. S. 40) kann man mit Krampfadern ohne Sorge »steinalt« werden. Man sollte also die Krampfadern nicht überbewerten. Wichtiger und gefährlicher sind Venenentzündung und Thrombose.

Hin und wieder hört man von Komplikationen, welche die Patienten manchmal vor einem Eingriff an ihren Krampfadern abschrecken. Solche Zwischenfälle sind nicht vom Zufall bedingt oder Schicksal, sondern beruhen regelmäßig darauf, daß das behandelte Bein nicht frei von entzündlichen Stauungen war. Werden diese Beine mit Verbänden vorbehandelt und damit Entzündung und Stauung beseitigt, kann ohne Gefahr sklerosiert oder operiert werden. Selbstverständlich dürfen keine Erkältungskrankheiten oder andere Infekte im Körper bestehen und keine bösartigen Gewächse, auch keine arterielle Verschlußkrankheit

(s. S. 101 ff.) vorhanden sein. Maßgeblich für das Gelingen ist auch die Indikation, das heißt, daß bei jedem Patienten die für ihn richtige Behandlungsweise gewählt wird. Das erfordert spezielle Kenntnisse des Arztes als Phlebologe.

—   *Die Untersuchung*

Krampfadern werden im Stehen untersucht. Man stellt zuerst fest, ob eine der Rosenadern zur Krampfader geworden ist. Den Druck der Adern ertastet man.

Weitere Fragen sind:

Ist eine Krampfader ein Seitenast einer Rosenader, kommt sie aus einer Verbindungsvene des tiefen Venensystems? Welche Adergebiete haben direkte Verbindung miteinander? Welche erhöhen ihren Druck bei erhöhtem Druck im Bauchraum?

Die Untersuchung mit dem Ultraschall.

Sie bringt die wesentliche Entscheidung. Dabei setzt man eine Ultraschallsonde dicht unterhalb der Einmündung der großen Rosenader auf die erweiterte Vene auf. Die Ultraschallwellen werden von den Blutkörperchen reflektiert, diese Reflexion wird elektronisch verstärkt. So hören wir den Blutstrom. Beim Einatmen soll Blut angesaugt werden: es rauscht. Bei Ausatmung und Pressen soll die Ventilklappe schließen: wir erhalten kein Signal. Kann die Mündungsklappe durch die Venenerweiterung nicht mehr schließen, erhalten wir oft schon bei der Ausatmung ein zischendes oder fauchendes Geräusch, besonders stark beim Pressen. Mit modernen, größeren Geräten läßt sich die Stromrichtung erkennen und in einer Kurve aufzeichnen.

== Methoden zur Krampfaderbeseitigung

Die Krampfaderoperation. Sie eignet sich in den Fällen, bei denen einer der Hauptstämme des Hautvenennetzes, also die große oder kleine Rosenader, bis zu seiner Einmündung in das tiefe System zur Krampfader entartet ist. Entscheidend ist, ob die Ventilklappe an der Einmündung nicht schließt und Blut aus der Beckenvene in die Rosenader zurückströmen kann.

Die heute erfolgreichste Operation ist das »Stripping«. Dabei wird die Hauptvene des Hautvenennetzes an ihrer Mündung in die tiefe Vene im Bereich der Leistenbeuge freigelegt. Hier mündet ein Stern von 5–7 kleineren Venen in die »Crosse«, das ist die Biegung der *Vena Saphena magna* zur Einmündung in die tiefe Oberschenkelvene. Diese Nebenäste müssen alle sorgfältig unterbunden und abgetrennt werden. Dann wird die große Rosenader *(Saphena magna)* freipräpariert und ihre Einmündung bündig unterbunden und abgetrennt. In die eröffnete Rosenader wird nun der »Stripper« eingeführt. Das ist eine kleine Kugel an einem Draht. Er wird in Richtung Fuß in der Ader vorgeschoben. Erscheint das Kügelchen in einer Hautvene am Fußgelenk, wird es mit einem Hautschnitt hervorgeholt und die Ader angeschlungen.

Jetzt wird von der Leistenbeuge aus die Hauptkrampfader in ihrer Länge herausgezogen. Wo sich dabei größere Querverbindungen und Aderknoten zeigen, müssen weitere Hautschnitte gemacht werden, um diese Seitenäste abbinden und herausziehen zu können. Sofort nach der Operation wird ein Druckverband über das ganze Bein angelegt. Die kräftige Bandagierung muß wenigstens vier bis sechs Wochen weitergeführt werden. Die Operation erfordert in der Regel Krankenhausaufenthalt. Die sorgfältig und gekonnt durchgeführte Strippingoperation zeigt die schönsten und dauerhaftesten Ergebnisse.

Es gibt oft Krampfaderbildungen, bei denen vorwiegend Verbindungsvenen aus dem tiefen in das oberflächliche Venennetz erweitert sind. Dort drückt das Blut mit Kraft heraus in das Hautvenennetz und richtet dort erhebliche Schäden an. Manchmal gibt es sehr schwer heilende Geschwüre oder Ekzeme, oder aber brechen diese nach dem Abheilen

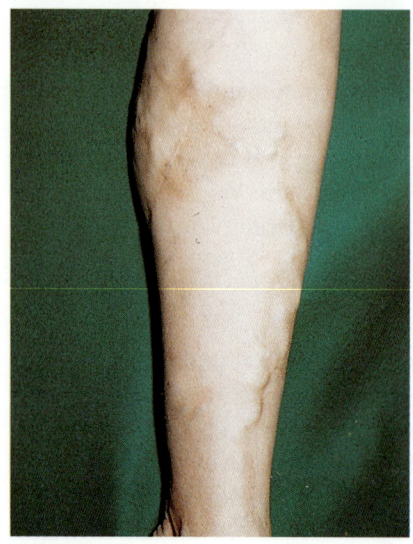 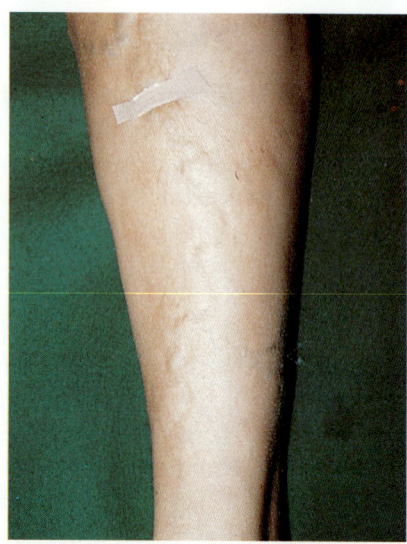

Abb. 10   Abb. 11

immer wieder auf. Dabei kann die Mündungsklappe in der Leistenbeuge noch schlußfähig sein. Da hat sich uns eine Teiloperation bewährt:

Diese aufgedehnte Verbindungsvene wird in örtlicher Betäubung nach einem Hautschnittchen hervorgezogen und unterbunden. Mit 1–2 Stichen wird der kleine Einschnitt verschlossen. Die Resultate dieser kleineren Operation sind sehr gut. Es ist ein kleiner Eingriff ohne Narkose und ohne Krankenhausaufenthalt, seine Wirkung ist aber groß.

Man kann diesen kleineren operativen Eingriff auch bei Patienten in höherem Alter vornehmen, wenn man bei Menschen über 70 Jahre die große Operation in Vollnarkose nicht mehr gerne durchführt.

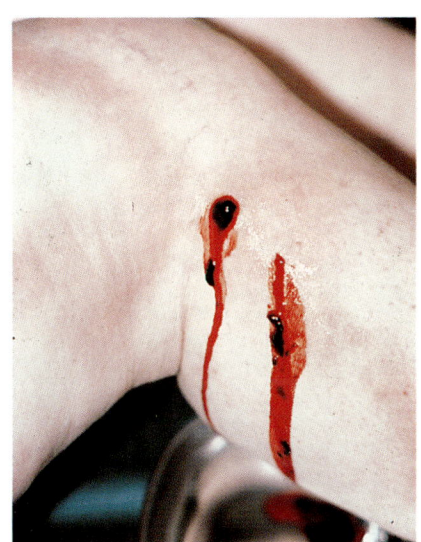
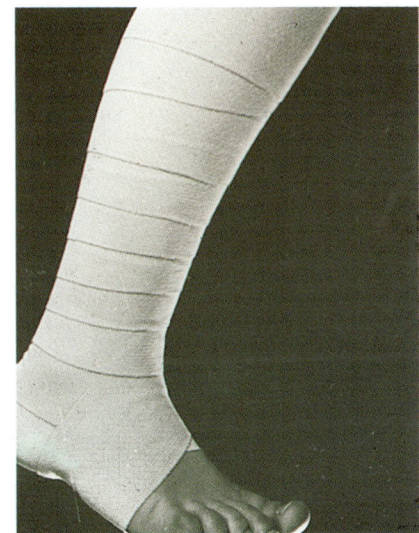

Abb. 12   Abb. 13

—— *Perforansunterbindung*

Die Sklerosierung. So wird die Weiterentwicklung der früheren Verödung heute in Fachkreisen genannt. Sie ist die beste Methode bei allen kleineren, zarten und diffus verteilten Krampfadern. Sie ist der kleinere Eingriff, kann ambulant und ohne Unterbrechung der Arbeit durchgeführt und beliebig oft je nach Bedarf wiederholt werden. Die Behandlung durch das Sklerosieren ist in den meisten Fällen ausreichend.

Bei der Sklerosierung wird in den Krampfaderknoten eine Flüssigkeit eingespritzt, die in diesem erweiterten Venenstück eine örtlich begrenzte Entzündung für ein bis zwei Tage hervorruft. Durch diese Entzündung verkleben die Aderwände, und das knotig erweiterte Venenstück wächst zu. Diese Behandlung ist der Natur abgelauscht. Man hat beobachtet, daß sich eine Vene oder Krampfader im Verlauf einer Entzündung verschließt.

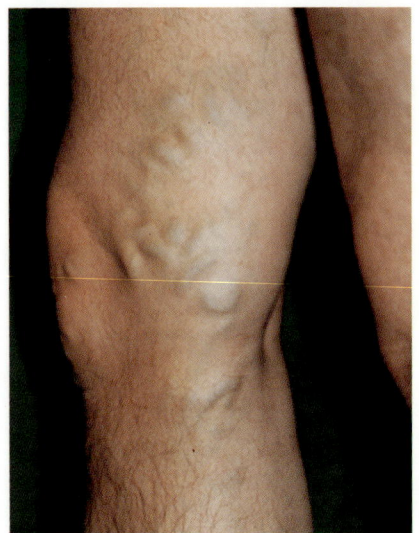 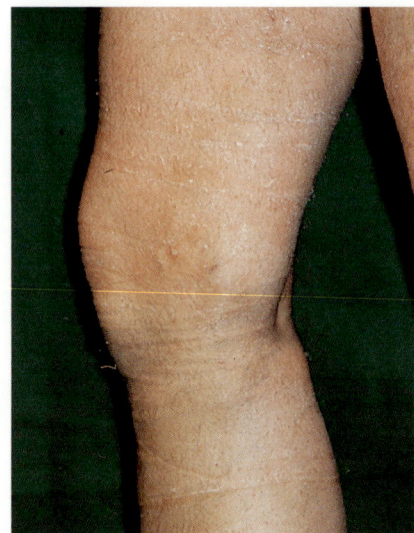

Abb. 14   Abb. 15

Als Sklerosierungsmittel stehen uns heute Spezialpräparate zur Verfügung, deren Wirkung ausschließlich die Krampfadern erfaßt. Es sind dies Jodsalzlösungen, Verbindungen höherer Fettsäuren und dergleichen mehr. Ist das jeweilige Mittel eingespritzt, muß es einige Minuten einwirken. Sodann erhält das Bein einen gleichmäßig komprimierenden Klebeverband, und der Patient geht anschließend eine halbe Stunde. Hiermit erreicht man, daß das Medikament durch den raschen Venenabstrom beim Gehen im Kompressionsverband auch rasch wieder aus dem Bein hinausgepumpt wird und keine anderen Aderbezirke erfaßt.

Die Bandagierung bleibt bis zum nächsten Behandlungstermin.

Bei offenstehender Mündungsklappe wäre die Sklerosierung Flickwerk, die Druckwellen würden sie bald wieder aufdrücken. Hier ist die Operation das Beste.

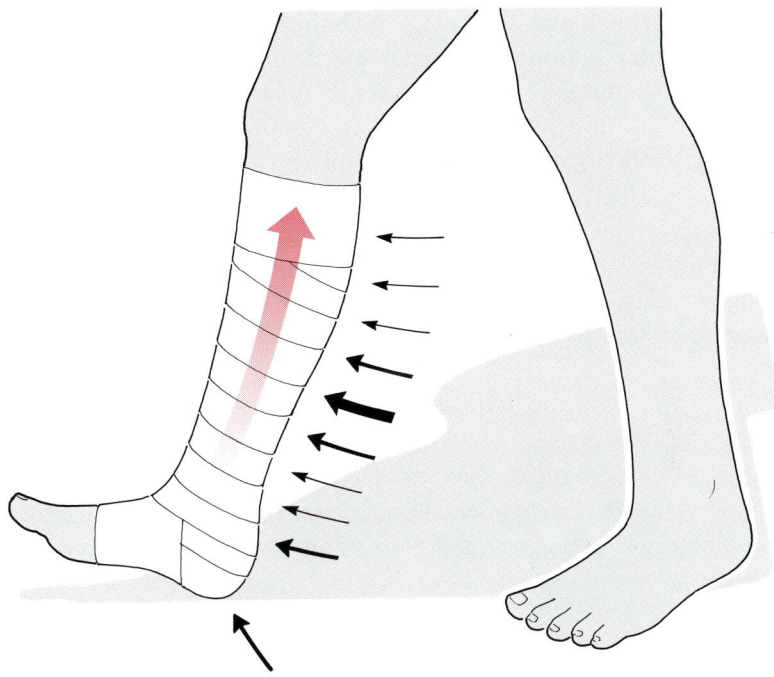

Abb. 16 Ein fest angewickelter Kompressionsverband erhöht die Stromgeschwindigkeit in den Leitvenen und erreicht, daß das Sklerosierungsmittel rasch wieder abgepumpt wird und deshalb nur in dem beabsichtigten Krampfaderabschnitt wirkt

Bei beiden Methoden ist unabdingbare Voraussetzung, daß zum Zeitpunkt der Behandlung weder die Krampfadern noch tief gelegene Venen entzündet sind. Die tiefen Venen müssen durchgängig sein.

Reaktionen auf die Sklerosierung

Die Reaktion, die die Krampfader verschließen soll, beginnt einige Stunden nach der Einspritzung und macht sich als ein Stechen in der Ader bemerkbar. Sobald man dann einen Spaziergang macht, läßt der Schmerz nach. Am nächsten Tag fühlt man nur noch beim Betasten der Ader einen Druckschmerz.

■ Wie kann die Reaktion von dem Schema abweichen?

Wenn Sie nichts oder kaum etwas spüren:
Das ist unerheblich, dann spritzt Ihr Arzt bei der nächsten Behandlung nochmals, evtl. mit etwas höherer Dosis des Sklerosierungsmittels.

Was machen Sie bei stärkerer Reaktion?
Dann überwickeln Sie den elastischen Klebekompressionsverband kräftig mit einer Ideal- oder besser Gummifadenbinde und gehen wiederum spazieren. Die zu kräftige Reaktion wird damit sofort gebremst. Es ist auch günstig, schmerzlindernde und entzündungswidrige Medikamente wie Aspirin oder Gelonida einzunehmen, um die zu starke Reaktion zu dämpfen.

Und wenn Sie Schmerzen im ganzen Bein haben, die das Gehen erschweren und auch bei gewickeltem Bein vorhanden sind?
Diese »überschießende Reaktion« kommt bei guter Indikationsstellung und Vorbehandlung kaum vor, höchstens, wenn eine Infektionskrankheit wie eine schwere Angina oder Grippe hinzugetreten ist. In einem solchen, seltenen Fall muß man sich sofort bei seinem behandelnden Arzt melden. Mit einem festen Kompressionsverband, evtl. Entleerung von Blutverklumpungen und entzündungswidrigen Medikamenten wird die Entzündung auf der Stelle abgefangen. Schmerzfrei gehen Sie schon aus der Praxis.

Ein Fehler wäre es, sich wegen der Schmerzen ins Bett zu legen: der in der Ruhe langsam werdende Venenstrom könnte das Übergreifen auf die tiefen Leitvenen zur Folge haben!

Der feste Kompressionsverband muß unter allen Umständen belassen werden, eher verstärkt, damit er sowohl die zu starke Reaktion bremst als auch die tiefen Venen davor schützt.

Die Reaktion muß sich wieder zurückbilden. In der Regel bleibt in der verschlossenen Ader geronnenes Blut zurück, das lange nicht resorbiert wird. Es verursacht dann leicht braune Flecken in der umgebenden Haut, herrührend vom Blutfarbstoff. Dies kann der Arzt verhindern, wenn er durch einen Einstich mit einem feinen Skalpell dieses geronnene, meist dickklumpige schwarz-rote Blut entfernt und erneut komprimiert. Die Behandlung muß fortgeführt werden, bis keine entzündliche Reaktionen in und um die Adern mehr vorhanden sind und die Adern fest vernarbt und verschlossen sind.

Resultate der Krampfaderbeseitigung

Sind die Krampfadern verschlossen oder entfernt, fließt das Venenblut über die zahlreich vorhandenen Venen ab, deren Klappen noch intakt sind. Somit ist die Störung der Zirkulation beseitigt (Abb. 17).

Die Resultate der sorgfältigen und gekonnt eingesetzten Sklerosierungsbehandlung, bei welcher wie bei der Operation stets der zuleitende Hauptstamm mit verschlossen werden muß, sind denen der operativen Behandlung gleichwertig. In jedem Falle sind die Krampfadern auf Jahre hinaus beseitigt, und ihre Folgen (Ödeme, Geschwüre, Ausschläge) werden verhindert.

Vorbeugende Maßnahmen nach Krampfaderbeseitigung

Da das Krampfaderleiden aber anlagebedingt ist, muß der Patient seine Lebensweise so einrichten, daß die Entstehung neuer Krampfadern nicht provoziert wird. Folgende Maßnahmen sind wichtig:

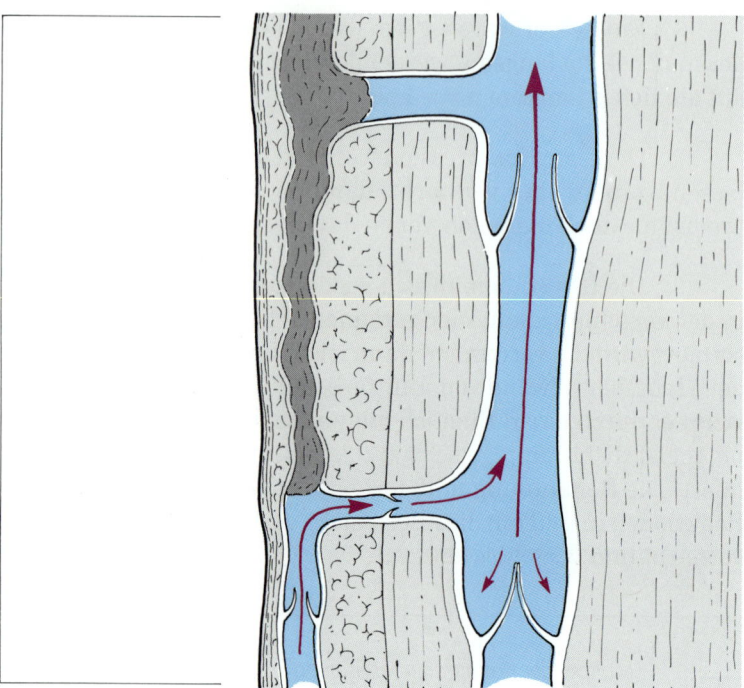

Abb. 17   Die Krampfader ist durch die Sklerosierung narbig verschlossen, das Blut kann nun ungestört über die intakte Leitvene abströmen.

1. Bei Belastung die Beine wickeln oder der Stauungsneigung mit einem gut sitzenden Kompressionsstrumpf begegnen.
2. Örtliche Wärme vermeiden.
3. Keine warmen Bäder nehmen.
4. Langes Stehen vermeiden.

Folgenschwerer als Krampfaderleiden sind die Erkrankungen der tiefliegenden Venen. Auch sie werden durch Stauung verursacht.

═══ Venenentzündung, Thrombose und Embolie

Venen können entzündlich erkranken durch:

1. *Verlangsamung des Blutstromes,* z. B. bei strenger Bettruhe nach Unfällen, Operationen, Geburten oder bei Infektionskrankheiten.
2. *Schädigung der Venenwand,* z. B. durch direkte Gewalteinwirkung bei Unfällen, durch Bakteriengifte bei Infektionskrankheiten, durch Verbrennungen, Verätzungen, Sonnenbrand.
3. *Änderung der Blutbeschaffenheit,* insbesondere durch Erhöhung der Gerinnungsstoffe im Blut, z. B. nach großen Operationen und nach Unfällen mit umfangreichen Blutergüssen.

Ist die Venenwand geschädigt, kommt es zur örtlichen Blutgerinnung. Diese Gerinnung im Blutgefäß heißt *Thrombose.* Ihre Ausbreitung hängt von der Geschwindigkeit der Strömung ab. Die Entzündung der Venenwand ist dabei mehr oder weniger stark ausgeprägt. So spricht man in dem einen Fall mehr von Venenentzündung und im anderen mehr von Thrombose, je nachdem, welche Komponente im Vordergrund steht. In Wirklichkeit gehen beide Vorgänge stets ineinander über.

Weitaus am häufigsten von allen Blutgefäßen erkranken die Venen der Beine an Venenentzündung und Thrombose. Ursache dafür sind außer der Entfernung von Herzen, die Verlangsamung des Blutstromes und die chronische Venenstauung durch Bewegungsmangel. Sowohl die oberflächlichen, unter der Haut gelegenen, als auch die tiefen, im Innern der Muskulatur verlaufenden Venen, können erkranken.

═══ Entzündung der oberflächlich liegenden Venen

Die Entzündung der hautnahen Venen kann man sehen: Wie bei der Krampfaderentzündung (s. S. 26) zeigt sich ein roter, harter, heißer Strang, der sehr druckschmerzhaft ist. Die Umgebung kann etwas geschwollen sein. Manchmal »wandert« die Entzündung den Venenstrang entlang. Sie kann auch an mehreren Venensträngen gleichzeitig oder wechselweise auftreten. Sind nur die oberflächlich gelegenen Venen befallen und geht der Entzündungsprozeß nicht in die Tiefe, ist der Verlauf gutartig. Nach etwa drei Wochen klingt die Entzündung ab und hinter läßt dünne, harte, oft zugewachsene Venenstränge. War der Entzündungsvorgang heftig, kommt es zu Hautverfärbungen. Dieser Entzündungsvorgang wird bei der Sklerosierung (s. S. 34) künstlich erzeugt. Der Unterschied zur Sklerosierung besteht jedoch darin, daß nach Ausheilung der spontanen Venenentzündung das Gefäß in wenigen Monaten wieder durchgängig wird. Von der Sklerosierung verlangt man, daß die Reaktion der Venenwand auf das injizierte Mittel so stark ist, daß eine dauerhafte Vernarbung für Jahre und Jahrzehnte die schädliche Krampfader verschließt.

Entzündungen der oberflächlich liegenden Venen neigen zum Fortschreiten, und es ist oft schwer zu entscheiden, ob und wann eine Erkrankung oberflächlich gelegener Venen auf die tiefen Venen übergegangen ist. Deshalb:

■   Jede akute Venenentzündung gehört in ärztliche Behandlung!

Aus den kleinkalibrigen Hautvenen kommt es nur äußerst selten zur Verschleppung von kleinsten Blutgerinnseln. Lebensgefahr besteht dabei nicht.

Was können Sie dagegen tun?

Bis ärztliche Hilfe möglich ist, lindern bei der Entzündung oberflächlicher Venen kühle Umschläge über Nacht, mit Wasser, Quark, Alkohol oder Heilerde die Schmerzen. Spezialsalben können zum rascheren Abklingen der Entzündung beitragen. Dem Fortschreiten der Entzündung auf die tiefer liegenden Venen kann am besten durch Beschleunigung des Blutstromes vorgebeugt werden. Die Strömung wird besonders erhöht, wenn der Patient mit bandagierten Beinen fleißig geht (s. S. 37).

===   Erkrankung der tiefliegenden Venen: Venenthrombose

Man sieht sie anfangs von außen nicht! Der Kranke fühlt vielfach einen anhaltenden, dumpfen Schmerz in der Wade oder im Oberschenkel »ganz innendrin, wie im Knochen«. Zuweilen ist es auch ein plötzlicher Schmerz wie bei einem Muskelriß oder wie bei einem Steinwurf gegen die Wade. Auch ein Dauerkrampf oder ein nicht zu erklärender Muskelkater können die ersten Vorboten sein. Das Bein wird müde und schwer, und selbst im Liegen verschwindet der Schmerz nicht vollkommen. Husten und Niesen werden als Schmerz im Bein empfunden. Das Auftreten ist so schmerzhaft, daß der Kranke nicht gehen kann. Damit muß der Patient sofort den Arzt zuziehen.

Erst nach ein bis drei Tagen schwillt das Bein an, manchmal wird es dunkelblau und hart und, je nach Ausdehnung der Thrombose, reichen die Schwellungen und Schmerzen bis in den Unterbauch. Die Temperatur stiegt auf 37,7 bis 38,5 °C, selten höher.

Diese Erkrankung muß unbedingt vom Arzt – ggf. im Krankenhaus – behandelt werden.

Sehr gefährlich ist diese Thrombose der tiefen Venen dadurch, daß sich bei der geringsten Bewegung des Kranken der Blutpfropf (Thrombus) aus den großkalibrigen Venen ablösen kann und dann mit dem Blutstrom ins Herz geschwemmt wird. Das Herz pumpt den Pfropf mit dem Venenblut in die große Lungenarterie. In deren Verzweigungen bleibt der Blutpfropf stecken und verschließt die Gefäßlichtung.

Diesen Vorgang nennt man Lungenembolie.

Was können Sie tun?

Bis zum Einsetzen der Spezialbehandlung muß bei Venenthrombose strenge Bettruhe eingehalten werden, das kranke Bein darf auch nicht einen Augenblick heruntergehängt werden. Gegen Schwellung und Schmerzen kann helfen, das Bein vorsichtig mit einem feuchten Tuch zu umhüllen und das Fußende des Bettes auf ein bis zwei Ziegelsteine hochzustellen.

Lungenembolie

Je nach Größe des hineingeschleuderten Blutpfropfes wird ein großer oder kleinerer Arterienast in der Lunge verstopft. Sehr große Pfropfen – oft sind lange Gerinnsel (bis zu 40 cm lang) aus einer Oberschenkelvene vom Blutstrom aufgeknäuelt – können selbst den Hauptstamm der Lungenarterie verstopfen. Das bedeutet den sofortigen Tod. Weniger große Gerinnsel, die kleinere Äste verschließen, lösen einen Schock aus, der ebenfalls zum Tode führen kann. Diesen Schock kann rasch einsetzende ärztliche Hilfe durchbrechen und das Leben des Kranken retten. Kleinere und kleinste Embolien verursachen Atemnot, Kreislaufkollaps und Rippenschmerzen.

Hat der Patient eine solche Embolie überlebt, so folgen ihr Fieber, blutiger Auswurf und meist eine mehr oder weniger ausgedehnte Lungen- und Rippenfellentzündung.

Ist die Embolie überstanden, so muß das Herz weiterhin vom Arzt überwacht und behandelt werden, weil das Gerinnsel den Widerstand im Lungenkreislauf erhöht und das Herz sich bei der Überwindung dieses Widerstandes überanstrengen und erweitern kann. Da die meisten Lungenembolien aus den Beinvenen kommen, müssen beide Beine vom Arzt sorgfältig untersucht und das erkrankte Bein behandelt werden, damit dort keine neuen Blutgerinnsel mehr entstehen können. Erst dann ist die Gefahr einer weiteren Lungenembolie gebannt.

≡ **Die Behandlung der tiefen Venenthrombose in der Klinik**

Thrombektomie

Ist die Venenthrombose bei einem Kranken erstmalig aufgetreten, verschließt sie eine sehr große Leitvene, wie z. B. Oberschenkel- und Beckenvene, und ist sie nicht älter als zwei bis vier Tage, so kann sie in Kliniken mit einer Gefäßchirurgischen Abteilung operativ ausgeräumt werden. Nachdem man mit Hilfe einer röntgenologischen Darstellung der Venen (Phlebographie) Sitz, Form und Ausdehnung des Blutpfropfes festgestellt hat, wird die Vene eröffnet. Ein feiner Gummikatheter wird eingeführt und durch den noch weichen Pfropf hindurchgestoßen. Der Katheter hat an seinem Ende einen kleinen Ballon. Wenn der Katheter das Ende des Pfropfes überragt, wird der Ballon aufgeblasen, so daß er die Gefäßlichtung abschließt. Man zieht nun den Katheter zurück, der sich dicht an die Venenwände innen anlegt. Dabei wird der ganze Blutpfropf mit diesem Katheter herausgezogen, so daß die Vene wieder frei wird. Der Vorteil ist, daß nach einer solchen operativen Entfernung des Pfropfes, der Thrombektomie, der Venenabfluß wiederhergestellt ist, ohne daß es zu großen Vernarbungen an den Veneninnenwänden und den Klappen kommt.

Bei früher durchgemachten Thrombosen oder bei nicht ganz frischer Thrombose hat man mit der Methode keinen Erfolg, weil bereits entzündliche Wandreaktionen das völlige Herauslösen des Blutpfropfes verhindern und neue Pfropfen sich an den geschädigten Wandstellen ansetzen können. Außerdem ist nicht jeder Patient operabel – man denke nur an hochbetagte Menschen.

Fibrinolyse

Eine andere Methode der Klinik ist das Auflösen des Blutpfropfes, die Fibrinolyse. Dabei werden in Form einer intravenösen Infusion Medikamente eingeträufelt, die das Auflösen von Blutpfropfen zur Folge haben (Fibrinolytika). Diese Behandlung erfolgt am besten auf einer Intensivstation, da es bei diesem Auflösen gelegentlich zu kleineren Lungenembolien kommt. Dann ist man mit den Wiederbelebungsmaßnahmen gleich bei der Hand.

Hier darf die Thrombose nicht älter als sechs bis zehn Tage sein, da sonst die Verwachsungen der Blutpfropfen mit der Venenwand soweit fortgeschritten sind, daß sie von der Auflösung (Lyse) nicht mehr erfaßt werden. Die Fibrinolyse ist auch nicht einsetzbar bei Patienten, die zu Blutungen, z. B. zu Nierenblutungen oder Magen-Darm-Geschwüre neigen, oder bei denen die Gefahr eines Schlaganfalles besteht. Hier könnten tödliche Blutungen ausgelöst werden.

In 40 bis 60 Prozent der Fälle wird die Vene durch die Fibrinolyse wieder durchgängig.

Antikoagulation (Gerinnungshemmung)

Allgemein üblich ist die Behandlung auch nach Thrombektomie oder Fibrinolyse mit Antikoagulantien. Dies sind Medikamente, die die Fähigkeit des Blutes zur Gerinnung herabsetzen. Deshalb sind sie eigentlich vorbeugende Medikamente, sie bremsen lediglich weitere Thrombosierungen ab und auch das Weiterwachsen der vorhandenen Thromben. Das Blut soll ungefähr ein Viertel bis ein Fünftel seiner normalen Gerinnbarkeit behalten. Ganz ungerinnbar darf es nicht werden, da sonst wieder die Gefahr lebensgefährlicher Blutungen besteht.

Man muß deshalb in den ersten Tagen täglich, dann wöchentlich und später 14tägig die Gerinnbarkeit des Blutes bestimmen. Hierfür macht man den sogenannten *Quick-Test,* dessen Werte zwischen 20 und 25 Prozent liegen sollen. Das bekannteste Medikament für die Antikoagulation – im Volksmund nennt man sie Blutverdünnung – ist das **Marcumar**, zuweilen wird auch noch Sintrom gegeben. Die einzunehmende Menge wird je nach dem gemessenen *Quick*-Wert neu bestimmt. Die Antikoagulantien müssen solange eingenommen werden, bis die Venen wieder gesund sind und nicht mehr zu Thrombose neigen.

Während man unter diesen gerinnungshemmenden Medikamenten steht, ist große Vorsicht geboten. Bei irgendwelchen Verletzungen, auch Spritzen, Zahnextraktionen oder sonstigen Eingriffen kann es zu Blutungszwischenfällen kommen. Dann muß man sofort in Krankenhausbehandlung.

Auch die Antikoagulantienbehandlung beinhaltet die Gefahr innerer Blutungen und kann deshalb nicht bei allen Patienten eingesetzt werden. Bei hohem Blutdruck zum Beispiel oder fortgeschrittenem Alter besteht die Gefahr einer Gehirnblutung, dem Schlaganfall.

Man beobachtete in den Blutgerinnungslaboratorien, daß die Azetyl-Salizylsäure, am bekanntesten als Aspirin, das Zusammenkleben der Blutplättchen im Reagenzglas bremst. Sogleich entstanden verschiedene Medikamente, die Azetyl-Salizylsäure enthielten. Man gab sie in der Hoffnung, daß sie auch Venenthrombosen verhindern mögen. Leider hat sich die Hoffnung nicht voll bestätigt. Eine Rolle spielen diese Medikamente nach Operationen mit Gefäßersatz. Bei den Venenthrombosen hingegen ist die Strömung der zentrale Faktor, und auf diesen kann die Azetyl-Salizylsäure naturgemäß nicht einwirken. So spielt sie bei den Venen eine untergeordnete Rolle. Ihre schmerzlindernde und entzündungshemmende Wirkung ist dennoch wertvoll bei der Behandlung entzündlicher Venenerkrankungen.

Das aus der Leber gewonnene **Heparin** hingegen hat sich als vorbeugendes Medikament bewährt. Es wirkt nicht sehr langfristig und birgt deshalb die Blutungsgefahr nicht so sehr in sich wie Antikoagulantien und Fibrinolytika. Andererseits ist lästig, daß man es alle zwölf Stunden unter die Haut spritzen muß. Zur Vorbeugung gegen Thrombosen benützt man es regelmäßig nach Operationen. Die neueren Heparinabkömmlinge, chemische kurzkettige, braucht man nur 1mal täglich zu spritzen. Sie werden nur zur Vorbeugung empfohlen. Aber auch bei bestehender Thrombose wird häufig Heparin gegen das Weiterwachsen und die Neuthrombosierung verwendet.

Alternativ kann die Venenthrombose dort, wo ein in der FISCHER-Methode ausgebildeter Arzt erreichbar ist, ohne Bettruhe und ohne Blockierung des Gerinnungssystems behandelt werden – ohne Emboliegefahr.

Nach dieser Methode von HEINRICH FISCHER kann der Patient vom ersten Tag an aufstehen, sobald der Verband kunstgerecht angelegt ist.

Wenn er richtig sitzt, sind die Venen in ihrer ganzen Länge auf ein Drittel bis ein Fünftel ihres vorherigen Querschnittes eingeengt, dadurch werden die Thromben fest an die Wände angepreßt und verkleben und verwachsen schnell mit ihnen. Der übrige Blutstrom wird in allen noch durchgängigen Blutbahnen enorm rasch, so daß sich nicht neue Thromben ansetzen. Nach dieser Fixierung der Thromben steht der Patient auf und geht je nach seinen Kräften öfters am Tag 20–30 Minuten spazieren. Der Bettlägerige macht als Ersatz Muskelübungen.

Schon am nächsten Tag ist von der Schwellung soviel abgepumpt, daß der Verband erneuert werden muß, um wieder den Schwellungs- und Spannungsverhältnissen angepaßt zu sein. Dies wiederholt sich in immer größeren Abständen, die letzten Verbände nach 4–6 Wochen können eine Woche belassen werden.

Ist die Erkrankung nach diesen 4–6 Wochen ausgeheilt, trägt der Patient einen elastischen Klebekompressionsverband, der schon überleitet zum angepaßten Kompressionsstrumpf. Diesen muß er noch tragen, bis sich keine Schwellungen mehr zeigen.

Kommt ein Patient frühzeitig in diese Spezialbehandlung, dauert die Erkrankung nicht sehr lang, und vor allem entwickelt sich nicht oder nur minimal das postthrombotische Syndrom als Folgekrankheit, weil die Thrombosierungen auf die des Anfanges beschränkt bleiben und weder weiterwachsen noch Neubildungen entstehen lassen.

Diese Methode hat sich immerhin schon 80 Jahre bewährt bei Tausenden Thrombosen und ist in der Hand des Kundigen die sicherste und auch im Hinblick auf die Langzeitwirkung erfolgreichste. Wir kombinieren sie im akuten Stadium trotzdem mit Heparin.

Die Vernarbungen an den Veneninnenwänden und den Venenklappen sind bei frühzeitig eingesetzter FISCHER-Behandlung minimal, in phlebografischen Nachuntersuchungen oft nicht zu erkennen.

⸻ Folgen der tiefen Venenthrombose

Das Postthrombotische Syndrom

Das eigentliche Postthrombotische Syndrom, das heißt, Krankheitszustände, die sich als Folge der Venenthrombose entwickeln, treten in unterschiedlichem Abstand nach der Thrombose auf. Gewöhnlich ist das erste halbe Jahr oder Jahr noch erscheinungsfrei. Es können aber auch mehrere Jahre vergehen, ja, 10 und 15 Jahre waren schon zu beobachten, bis die folgenden Krankheiten sich ausgeprägt haben.

Das geschwollene Bein

Wenn die Venenentzündung abgeklungen ist, bestehen keine Temperaturen und auch keine Schmerzen mehr. Nun wird der Patient aus dem Krankenhaus entlassen, bzw. er darf zu Hause erstmalig aufstehen. Aber bis es ihm »wie früher« geht, ist es noch ein weiter Weg. Während des meist langen Krankenlagers sind die Muskeln erschlafft, die Blutgefäße haben ihre Spannkraft verloren. Die Blutpfropfen sind mit der Venenwand verwachsen und vernarbt. In diese Vernarbungen sind auch etliche Ventilklappen einbezogen worden. Die narbigen Veränderungen können eine Gefäßlichtung ganz verschließen oder auch nur Auflagerungen bilden, die die Vene unregelmäßig einengen. An diesen Auflagerungen und den Stummeln der vernarbten Venenklappen bilden sich Stauungen und Wirbel. So ist der Abstrom in der Vene behindert, und das Zurückfluten des Blutes in die entgegengesetzte Richtung ist möglich. Die Folge ist eine erhebliche Störung der Zirkulation mit einer starken Neigung zur Venenstauung in dem betroffenen Bein (Abb. 18).

Wenn der Patient nun so geschwächt von seinem Krankenlager aufsteht, wird er schon nach kurzer Zeit Schmerzen im Bein bekommen, und innerhalb weniger Stunden schwillt sein Bein an, wird blau-violett und fühlt sich kalt an. Das ist verständlich: der Venenstrom ist durch die Vernarbung behindert, die übrigen erschlafften Venen erweitern sich beim »Hineinschießen« des Blutes, die dünn und schwach gewordene Muskulatur pumpt die Venen nicht mehr genügend leer und die Ventilklappen schließen nicht mehr.

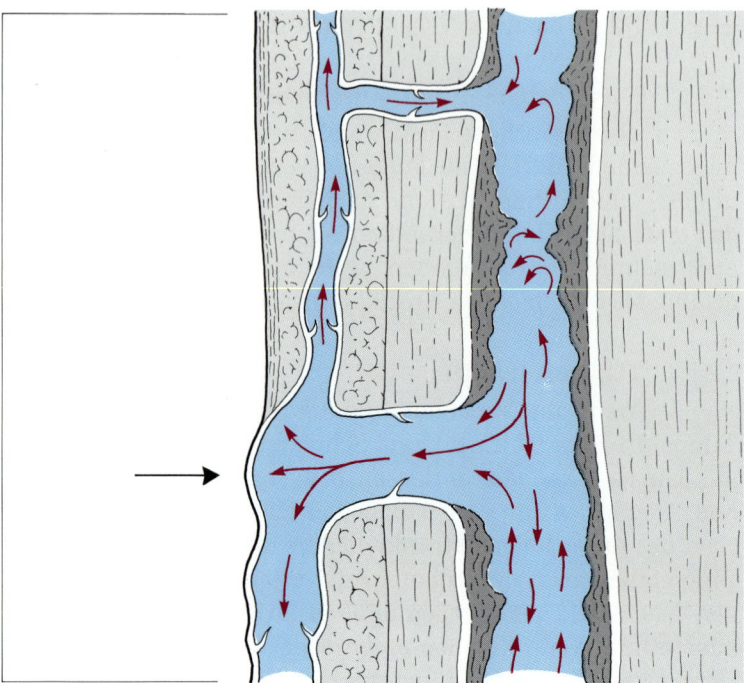

Abb. 18   Narbige Auflagerungen und Einbeziehungen der Venenklappen nach Thrombose der tiefen Leitvene: »blow out« mit Entstehung einer Krampfader als Sekundärvarikose

Was können Sie tun?

Oberstes Gebot in diesem Zustand: Training der Beinmuskulatur und komprimierende Verbände, um der Stauung entgegenzuwirken und sie zu überwinden (s. S. 78).

Das Gefäßtraining beginnt zunächst sanft mit kalten Waschungen morgens im Bett. Es wird langsam gesteigert durch wechselwarme Kniegüsse. Erst nach einigen Wochen, wenn der Knieguß gut vertragen wurde, steigert man zum Schenkelguß und schließlich zum Schwimmen in temperiertem Wasser (22° – 28 °C).

Massage, insbesondere Unterwassermassage, ist kurz nach einer akuten Venenthrombose geradezu gefährlich (s. S. 157).

Ganz falsch wäre es die durch gestörte Zirkulation bedingten kalten Beine von außen zu erwärmen. Damit würde man die Gefäße noch mehr erweitern und die Stauung fördern. Warme Fuß- und Vollbäder sowie jede Wärmeanwendung an den Beinen, aber ebenso starke Abkühlung oder Überanstrengungen, können zu erneuter Entzündung und Thrombose führen. Man muß bedenken, daß die Beinvenen noch viele Monate nach dem Abklingen ihrer Entzündung auf starke Temperaturunterschiede und mechanische Reize krankhaft reagieren (s. S. 157).

In der kalten Jahreszeit sind die nach Venenthrombosen gegen Kälte besonders empfindlichen Beine warm zu halten, d. h. mit Wollstrümpfen oder langen Hosen gegen Abkühlung zu schützen.

Wie soll man die kalten Beine eines Venenkranken warm bekommen?

Dafür empfiehlt sich außer dem Gehen die Wärmezufuhr in der Kreuz- und Lendengegend. Hier ist sozusagen die Zentralheizung für die Beine. Im Kreuz darf die Wärmflasche liegen oder das Heizkissen, hier darf eingerieben, massiert und mit Infrarotstrahlen gewärmt werden, und von da aus geht dann ein wohltuendes, entspannendes Wärmegefühl in die kranken Beine über (s. S. 158/159).

Die tägliche Belastung darf nicht zu groß sein – wie oft bei den stehend ausgeübten Berufen, denken wir z. B. an die Bäcker- oder Metzgerfrauen, damit der vom Arzt angemessene Gummistrumpf ausreicht, um diesen Zustand im Gleichgewicht zu halten (s. S. 163).

Mit einer solch systematischen Behandlung: Druckverband, Gehen, sanftem, ansteigendem Gefäßtraining und Durchblutungsreizen im Kreuz erreicht man trotz der Vernarbung innerhalb einiger Monate eine hinlänglich ausgeglichene Zirkulation in den Beinen.

===   Verfärbungen, Krampfadern, Stauungsausschlag

Was geschieht nun, wenn das Bein nach einer Venenthrombose nicht so gepflegt wird?

Zunächst schwellen die Beine beim Aufsein an, werden meist bläulich bis dunkel-violett. Die Haut ist kalt und wird nach den Knöcheln zu mit der Zeit seidenpapierdünn und trocken. Faßt man den Unterschenkel derb an, so schmerzt das nachhaltig.

Mit der Zeit zeigen sich kleine, blaue, geschlängelte Äderchen, platten- oder sternförmig angeordnet, um die sich braune Pigmente in die Haut einlagern können. Schließlich bilden sich mittlere bis größere Krampfadern am ganzen Unterschenkel. Dies waren zunächst Umgehungsvenen, welche den Bluttransport der thrombosierten und dann vernarbten tiefen Venen übernahmen. Die Überlastung durch die chronische Stauung ließ sie zu Krampfadern entarten. Über die Venenthrombose führt also ein zweiter Weg zur Krampfaderbildung.

Wie beim Krampfaderbein (s. S. 26) finden wir auch nach der Venenthrombose infolge der Blutabflußstörung eine ständige Neigung zu chronischen Entzündungen in allen Gewebeschichten. An der Haut führt dies häufig zu juckendem Ausschlag. Nach dessen Abheilung bleiben bräunliche Verfärbungen der Haut zurück.

Verschieden wie die Krankheitsbilder sind auch die Beschwerden nach einer überstandenen tiefen Venenthrombose mit Krankenlager: Schwellung, anfangs über Nacht noch nachlassend, Schweregefühl, Belastungsschmerz beim Gehen, ziehende Schmerzen, die wetterabhängig sind oder als Dauerschmerz auftreten.

Kann man dagegen etwas tun?
Behandlung ist in jedem Stadium sinnvoll. Am besten beginnt man damit so früh wie möglich, ehe schwere Gewebeschäden eingetreten sind. Ihr Ziel muß sein, den venösen Blutstrom zu fördern, damit die Entzündungsstoffe abtransportiert und der Zellstoffwechsel normalisiert werden kann.

Sehr häufig bleibt dieser Zustand jahrelang bestehen, wenn nichts dagegen unternommen wird. An die Schmerzen hat sich der Patient gewöhnt. Bei Wetterwechsel und Überanstrengung können sie sehr heftig sein, sonst sind sie meist nur gegen Abend zu spüren. Kurz nach überstandener Venenthrombose sind die Schäden in den Geweben noch nicht so gravierend, weil das Lymphsystem den Abtransport der Schlackenstoffe hilfsweise übernimmt. Dann haben wir sogar häufig ein »erscheinungsfreies Intervall«, das ein halbes Jahr bis mehrere Jahre andauern kann. Wenn das Lymphsystem jedoch im Laufe der Zeit durch die Überbelastung versagt, kommt es zu den schwereren Erscheinungen der Folgekrankheiten nach Venenthrombose (postthrombotisches Syndrom).

Das offene Bein (Ulcus cruris)

Überraschend kann sich auch, meist nahe dem Innenknöchel, eine markstück- bis handtellergroße Platte bilden, die hart, rot und schmerzhaft wird. Oft dauert es nur wenige Wochen, bis an dieser Stelle das Bein aufbricht. Es fällt dabei auf, daß in bestimmten Jahreszeiten, nämlich im Frühjahr und Herbst, die Beine leichter aufbrechen, als im Sommer und Winter. Durch eine geringfügige Verletzung, nicht selten auch durch ein warmes Bad oder ein Fußbad, aber auch ohne merkbare äußere Einwirkung, entsteht das *offene Bein*. Die Zellen sterben ab, die Haut löst sich an einer Stelle, und darunter liegt bereits das eitrige Geschwür in entzündeter Umgebung.

Solche offene Beine nennt der Volksmund auch *Kindsfüße*, weil oft nach Schwangerschaft und Kindbett schwere Thrombosen auftreten, die zu diesen Unterschenkelgeschwüren führen. Tatsächlich leiden mehr Frauen als Männer an offenen Beinen, doch sind auch Männer dieser Gefahr ausgesetzt, besonders nach Operationen oder Unfällen. Diese Geschwüre nach überstandener Thrombose heilen nicht so leicht ab wie das einfache Krampfadergeschwür.

Das offene Bein ist keine Wunde! Geschwür kommt von »schwären«, d. h. es hat die Tendenz, sich weiter auszubreiten. Es kann erst dann abheilen, wenn seine Ursache, die Venenstauung, beseitigt wird. Die Wunde dagegen hat das Bestreben zu heilen, wobei sich hier die Ruhigstellung günstig auswirkt. Das Geschwür darf also nicht mit einer Wunde verwechselt werden.

Die Schmerzen beim offenen Bein beruhen auf der Stauung und der Entzündung.

Was kann man dagegen tun?

Der Schlüssel zur Heilung des offenen Beines nach einer tiefen Venenthrombose ist – wie beim Krampfadergeschwür – die Beseitigung der Venenstauung. Folgerichtig setzt man dem erhöhten Innendruck der geschädigten Vene einen Druck von außen entgegen, indem man dieses Bein mit gleichmäßig festem Druck bandagiert. In diesem Druckverband muß der Kranke gehen. So wird das gestaute Blut abgepumpt, besonders dadurch, daß der Abstrom in den noch vorhandenen Blutwegen durch die Einengung beschleunigt wird und sich sogar noch Umgehungsadern öffnen, die vorher nicht durchströmt worden sind. Damit heilt das Geschwür rasch und nachhaltig ab.

Vielfach wird versucht, offene Beine mit Bettruhe zu heilen. Liegt der Patient, so ist wohl der Druck in der Vene vermindert, und das Geschwür kann abheilen. Steht der Kranke danach aber wieder auf, so stellt sich in den durch die Ruhe zusätzlich erschlafften Gefäßen sofort der alte Stauungszustand wieder ein. Wir sehen solche in Bettruhe bei passiver Entstauung geheilten Beingeschwüre oft bald wieder aufbrechen.

Die örtliche Versorgung des Beingeschwürs

Das Geschwür versorgt man mit einem milden, antiseptischen Wundpuder oder einer Salbe, die der Arzt verschreibt. Sie sollte keine schmerzstillenden Medikamente enthalten, da diese meist ätzen, die Heilung verzögern und die empfindliche Haut des gestauten Beines reizen.

Örtliche schmerzstillende Präparate sind selten notwendig, da ein kräftiger Druckverband in den meisten Fällen in kurzer Zeit die Schmerzen behebt: Nach Abdeckung mit Mull und Watte wird daher eine Idealbinde (8–10 cm breit) unter gleichmäßig festem Andruck vom Mittelfuß bis unter das Knie gewickelt (s. S. 87–89). Den örtlichen Druck kann man auf einfache Weise durch Unterlegen eines Polsters aus Schaumgummi, das man fertig kaufen oder selbst zuschneiden kann, erheblich verstärken. Die Befürchtung, fester Druck könne dem Geschwür schaden, ist beim Stauungsgeschwür unnötig: Der Patient merkt schon bald, daß ein solches Druckpolster wohltut. Nur bei alten Menschen und bei gleichzeitiger Erkrankung von Arterien (s. S. 101) muß der Druck sowohl örtlich als auch am ganzen Bein sanft bemessen werden.

Morgens beim Aufstehen wird über diese Idealbinde eine *Gummifadenbinde*, ebenfalls 8–10 cm breit, gewickelt (s. S. 87).

Mit diesem Druckverband soll der Kranke täglich mindestens dreimal eine halbe Stunde im Freien gehen. Besonders wichtig ist der Abendspaziergang vor dem Zubettgehen, der die Stauung abpumpen soll, die sich im Laufe des Tages beim Stehen und Sitzen (Fernsehen!) ansammelt.

Die Gummifadenbinde muß in Ruhelage (bei Nacht und während der Mittagsruhe) abgenommen werden! In der Ruhelage fehlt der hydrostatische Druck in den Blutgefäßen. Der unaufhörliche Druck der gedehnten Gummifäden drückt weiter und schmerzt.

Die Idealbinde dagegen soll mindestens zwei Tage lang – auch über Nacht – belassen werden, da täglicher Verbandwechsel die Abheilung des Geschwürs nur stören würde. In der Absonderung des Geschwürs finden sich nämlich Fermente, welche die Heilung begünstigen. Erst wenn Bakterien die Absonderung zersetzen (man merkt dies am fauligen Geruch und am Brennen des Geschwürs), muß der Verband erneuert werden. Dies ist im allgemeinen nach zwei bis sechs Tagen notwendig. Man wischt die Geschwürfläche zart ab mit einem Mulltupfer oder mit einem Wattebausch, den man mit Wundbenzin oder Olivenöl leicht tränkt. Das Geschwür wird wieder nach ärztlicher Anweisung mit Salbe oder Puder versorgt. Auch die Umgebung des Geschwürs wird mit Öl gereinigt und am besten mit einer Zinkpaste abgedeckt, damit die Haut nicht vom Sekret des Geschwürs aufgeweicht und angegriffen werden kann.

Unter dieser Behandlung reinigt sich das Geschwür rasch, die eitrigschmierigen Beläge stoßen sich ab. Kommt ein frisch-rosiger Untergrund zum Vorschein, setzt die Neubildung von Gewebe ein, die man wegen ihres körnigen Aussehens Granulation nennt.

Ist das fehlende Gewebe nahezu durch Ganulation ersetzt, sieht man, wie vom Rande her neue Haut entsteht.

Heilt das offene Bein unter einem solchen Druckverband nicht in wenigen Wochen ab und bestehen weiterhin Schmerzen, so ist hierfür meist eine chronische Entzündung tiefer Venen die Ursache. Dann müssen vom phlebologisch erfahrenen Arzt festhaftende Kompressionsverbände angelegt werden (z. B. der Zinkleimverband nach HEINRICH FISCHER (s. S. 79).

Bettruhe ist beim offenen Bein nur in seltenen schweren Fällen und dann nur für wenige Tage notwendig. Sonst kann der Patient ohne Beeinträchtigung der Heilung mit dem Kompressionsverband leichte bis mittelschwere Arbeit verrichten.

Bei sehr hartnäckigen Unterschenkelgeschwüren hat man immer wieder versucht, mit kleinen Hautstückchen oder größeren, flachen Hautlappen, die man überstülpt, den Defekt zu decken. Dies gelingt aber erst, wenn man die Zirkulation geregelt und das Geschwür sich gereinigt hat, so daß es auch von selbst heilen würde. Sonst stirbt die übertragene Haut ab. Sind aber die guten Voraussetzungen geschaffen, kann man die Heilung mit der Hautverpflanzung abkürzen.

Das sollten Sie vermeiden!

Ein Beingeschwür soll nicht gebadet oder mit nassen Umschlägen versehen werden. Das Aufweichen der empfindlichen Haut des gestauten Beines sowie des Geschwürs hat sich als nachteilig erwiesen. Die Wärme eines Fußbades läßt zusätzlich die gestauten Blutgefäße erschlaffen und fördert die Venenstauung.

Das Gehen in Hausschuhen ist schädlich. Der Hausschuh gibt dem kranken Fuß zu wenig Halt. Gelenke und Muskeln werden fehlerhaft bewegt, die Zirkulation wird beeinträchtigt anstatt unterstützt. Vom ersten Aufstehen an sollte der Patient deshalb feste Schnürhalbschuhe mit breitem Absatz tragen und keinen Stock benützen!

Trocknen des Geschwürs – auch mit dem Fön – oder Sonnenbestrahlung sind schädliche Reize.

Abätzen, mechanisches »Reinigen« sowie bislang noch empfohlenes Ausschneiden der Ränder führen zu Verschlimmerungen des Geschwürs.

—— *Nachsorge*

Sie ist ausschlaggebend für die Dauerheilung des offenen Beines. Wichtig ist, daß das abgeheilte Bein noch mehrere Wochen lang gewickelt wird. Ob anschließend bei Tag eine kräftige Gummibinde allein genügt, hängt wesentlich von der täglichen Belastung des Beines ab.

Schließlich kann man bei Beschwerdefreiheit auf einen kräftigen, möglichst vom Arzt angemessenen Gummistrumpf übergehen: Erst sonntags zum Spaziergang, dann am Werktag halbtags. In der übrigen Zeit wird bei Belastung zusätzlich über den Gummistrumpf eine Idealbinde gewickelt. Ob ein Gummistrumpf schon ausreicht, muß man vorsichtig testen:

> Man trägt den Gummistrumpf ohne weitere Binde zunächst einen halben Tag und beobachtet, ob sich danach am Abend Schwellungen am Knöchel zeigen. Schwillt das Bein nicht an, kann der Beinkranke auf den Gummistrumpf als alleinigen Schutz übergehen.
>
> Der Befund des Beines und die Leistungsfähigkeit des Gummistrumpfes müssen zunächst vierteljährlich vom Arzt überprüft werden.

Oft muß man nach dem Abheilen des Unterschenkelgeschwürs die zuleitende Krampfader sklerosieren oder operieren, um Rückfälle möglichst zu verhindern. Hierüber sollte ein Arzt entscheiden, der genügend Erfahrung mit der Sklerosierung besitzt.

Die Nachsorge muß umso intensiver und regelmäßiger sein, je größer die tägliche Belastung des Venenkranken ist, und je mehr Klappen in den tiefen Venen zerstört sind.

Zusätzliche vorsorgliche Maßnahmen

1. Machen Sie morgens einen kurzen kalten Kneippguß.
2. Gehen Sie 3 × täglich ein halbe Stunde zügig in frischer Luft spazieren.
3. Machen Sie jeden Abend vor dem Zubettgehen einen Spaziergang.
4. Gehen Sie zweimal wöchentlich schwimmen.
5. Vermeiden Sie anhaltendes Stehen oder stundenlanges Sitzen.
6. Heben und tragen Sie keine schweren Lasten (z.B. Reisekoffer).
7. Nur brausen oder duschen, keine warmen Vollbäder.
8. Wechselwarme Güsse, keine warmen Fußbäder.
9. Keine örtliche Wärme an den Füßen, z.B. durch Wärmflaschen, Heizkissen, Strahlofen.
10. Bürsten Sie Ihre Beine nicht wegen Gefahr der Verletzung und Reizung der schlecht ernährten Haut.

——   *Soll man ein offenes Bein heilen?*

Im Volksmund geht der Spruch um, ein Beingeschwür müsse offen bleiben, damit der Körper sich von den »schlechten Säften« reinigen könne. Diese Meinung mag von der oft massigen, faulig-riechenden und manchmal eitrigen Absonderung eines solchen Geschwürs herrühren. Der Uneingeweihte fragt sich: Wo soll denn das alles hinkommen, wenn es nicht mehr zum offenen Bein hinauslaufen kann?

Wie schon ausgeführt wurde, entsteht ein Beingeschwür durch das Absterben von Zellen und Geweben in einem Gebiet, welches durch chronische Stauung in seinem Zellstoffwechsel schwer geschädigt ist. Die Absonderung besteht aus verflüssigten toten Gewebeteilen, ferner aus

Entzündungs- und Abbaustoffen, die in dem Stauungsgebiet nicht ordnungsgemäß vom Venenstrom abtransportiert wurden. Wenn man dies bedenkt, ist es einleuchtend, daß man mit der Beseitigung der Stauung durch den Kompressionsverband auch die Anhäufung von Abbau- und Entzündungsstoffen verhindert und die bereits angesammelten aus dem Bein hinausbefördert. Werden diese Stoffe in den Körperkreislauf hineingeschwemmt, müssen sie durch die Leber entgiftet werden. In der Lunge wird Kohlensäure abgegeben und gegen Sauerstoff eingetauscht, und schließlich filtert die Niere die dem Blut unzuträglichen Schlackenstoffe heraus und leitet sie mit dem Harn ab. Auch die Schweißdrüsen beteiligen sich an der Ausscheidung von überflüssigen Salzen und Harnstoff. So haben wir eine wunderbar eingerichtete »Kläranlage« in unserem Organismus.

Das Venenblut und die Gewebesäfte im Bein sind kein »schlechtes« oder »unreines« Blut, lediglich der Rückstrom in den Körperkreislauf ist unzureichend. Ihn muß die Behandlung zuerst wiederherstellen.

Allerdings tut man gut daran, während der Zeit der »Reinigung« des Beingeschwürs ca. acht bis zehn Tage die Niere durch kochsalzarme Diät mit wenig Fleisch und viel Gemüsesäften zu entlasten. Auch sollte das Herz in der Zeit der Entstauung unterstützt werden, da es durch plötzliche Zufuhr des zuvor im Stauungsbezirk versackten Blutes zusätzlich belastet wird. So bleiben keine Abbau- und Entzündungsstoffe im Blut zurück. Wenn das Geschwür heilt, hört die Absonderung auf, und die chronische Entzündung klingt ab. Man kann schon während der Behandlung sehen, wie der Kranke sich erholt, nach dem Abheilen blüht er geradezu auf.

Die Heilung des offenen Beines wirkt sich für den Kranken auch seelisch segensreich aus. Nicht nur, daß er schlafen kann und keine Schmerzen mehr hat, er fühlt sich auch wieder vollwertig wenn er unbeschwert gehen und arbeiten kann.

═══   Das dicke Bein junger Mädchen

Im Alter von 13 bis 17 Jahren werden bei manchen jungen Mädchen die Unterschenkel etwas voll. Besonders von der Wade abwärts. Gegen morgen sind die Beine anfangs wieder etwas dünner, später bleiben sie auch nach Ruhelage unförmig. Vor allem haben die Beine nicht ihre normalen Konturen, das Muskelrelief ist nicht zu erkennen, das Bein wirkt plump. Auch die Fessel ist nicht modelliert.

Über Schmerzen klagen diese Jugendlichen selten, nur ab und zu hört man: »Die Beine sind abends müde«. Zuweilen zeigen sich auf der Außenseite der Unterschenkel im unteren Teil blaurote Verfärbungen der Haut.

Tastet man das Gewebe ab, so ist es eher teigig und an bestimmten Stellen – so im Venenverlauf und an der Schienbeinfläche – ein wenig druckschmerzhaft. Fast immer bestehen Senkfüße, oft als Knicksenkfüße und Spreizfüße.

Im ganzen ist das Stütz- und Bindegewebe dieser jungen Mädchen weich. Hormonelle Einflüsse der Entwicklungsjahre haben die Venen erweitert und die Spannkraft der Gewebe herabgesetzt. Ein wesentlicher Faktor dafür ist außerdem, daß die jungen Mädchen in der Schule oder im Beruf viel sitzen müssen, auch gelegentlich träge werden und keinen Sport mehr betreiben.

Diese dicken Beine sind noch keine Krankheit. Sie können aber eine Vorstufe für Venenerkrankungen sein.

Kann man dagegen etwas tun?

Die Behandlung muß darauf abzielen, den *Abstrom von Venenblut und Gewebesäften (Lymphe)* aus den Beinen anzuregen und die Spannkraft der Gewebe zu erhöhen.

Vor dem Schlafengehen werden die Beine mit beiden Händen, die man mit der ganzen Fläche satt anlegt, von unten nach oben (herzwärts) langsam ausgestrichen. An jedem Bein acht bis zehn Striche. Dann werden die Beine gewickelt. Am besten eignen sich dafür Trikotschlauchbinden, 8 cm breit. Bei langen oder sehr dicken Beinen sind 10 cm breite Binden besser. Beim Wickeln schmiegt man die Binde vom Mittelfuß bis unter das Knie gleichmäßig fest an. Der Druck ist richtig bemessen, wenn beim Anheben der Fußspitze ein leichtes Pulsieren im Bein spürbar wird.

Morgens werden die Binden abgewickelt und anschließend die Beine nach der *Kneippschen* Methode kurz kalt abgegossen.

An das Frühstück sollte sich ein Fußweg oder Spaziergang von 20 bis 30 Minuten anschließen, ebenso nach der Arbeit (natürlich in fußgerechten Schuhen!). Für die Freizeit dieser jungen Damen empfiehlt sich viel Bewegung, wie Tanzen, Gymnastik, Wandern, Tennisspielen, jede Woche zweimal schwimmen.

Die Ernährung soll ausreichend Obst, Gemüse und Sauermilchprodukte enthalten und knapp sein. Besonders Weißmehl, Zucker und Fett müssen eingeschränkt werden. Auf regelmäßige Darmtätigkeit sollte man achten.

In schweren Fällen, bei denen mit Wickeln über Nacht kein sichtbarer Erfolg zu erzielen ist, muß vorübergehend auch tagsüber ein Kompressionsverband getragen werden. Dazu eignet sich eine kräftige Gummifadenbinde. Manuelle Lymphdrainage (s. S. 159) unterstützt die Behandlung wirkungsvoll.

Wird intensiv mit komprimierenden Verbänden behandelt, sind die Stauungen meistens in wenigen Monaten behoben. Selbst mit einem kräftigen Gummistrumpf kann man nicht so rasch entstauen wie mit täglich frisch gewickelten kräftigen Gummibinden. Wenn das junge Mädchen sich anschließend weiterhin an die Empfehlungen hält, erübrigt sich meistens bald der Gummistrumpf.

Die dicken Beine sind nicht nur unschön, sie belasten die jungen Mädchen auch seelisch. Daher sollte man frühzeitig mit der angegebenen Behandlung beginnen.

Das sollten Sie vermeiden!

Vor Wärmeeinwirkungen müssen die Beine geschützt werden: Also keine warmen Fußbäder, keine Wannenbäder (Brausen ist auch hygienischer!), keine Wärmflaschen oder Heizkissen an die Füße! Das beliebte Bürsten der Beine entstaut nicht, sondern erweitert nur die Hautgefäße. Dagegen ist Hautbürsten am Körper nützlich.

Im Urlaub dürfen diese jungen Damen nie im Juli oder August in südliche Länder reisen. Das Klima muß frisch und anregend sein, nicht erschlaffend. So ist das Mittelmeer nur bis Ende Mai zu empfehlen und im Herbst ab Mitte September. In den Sommermonaten sind die Gebirgsseen oder die Nord- und Ostseeküste, auch der Atlantische Ozean, ideal zur Verbesserung der Spannkraft und der Zirkulationsverhältnisse.

Die Lymphgefäßstauung (Elefantiasis)

Von dem sehr häufigen Krankheitsbild der dicken Beine bei jungen Mädchen ist die Lymphgefäßstauung streng abzugrenzen. Ihr Name kommt vom Bild der mächtigen Stauung, die wirklich an ein Elefantenbein erinnert.

Die Lymphgefäßstauung ist entweder

- angeboren,
- nach Unfällen oder
- nach Röntgenbestrahlung entstanden.

Bei Mädchen und jungen Frauen tritt eine Lymphgefäßstauung zuweilen ohne erkennbare Ursache auf, sozusagen über Nacht. Sie beginnt an einem Fußgelenk und wird, meist ohne Schmerzen und Fieber, zu einer unförmigen Beinschwellung. Der Fußrücken und die Knöchelregion schwellen zuerst an, an den Grundgelenken der Zehen zeigt sich eine eingeschnittene Falte. Auch die Zehen können dick werden, an den Gelenken sind dann Einschnitte wie bei Würstchen.

Auch eine andere Form der lymphatischen Schwellung ist zu beobachten: Da bleiben die Fußgelenke noch relativ schmal, die Schwellung wölbt sich oberhalb davon heraus. Wegen ihrer Form hat man sie »Zuavenhose« genannt.

In der ersten Phase wird die Schwellung häufig mit einer Venenthrombose verwechselt.

Das Gewebe ist jedoch in diesen ersten Wochen weich und beim Durchtasten schmerzlos. Erst wenn diese Lymphstauung lange besteht, entzünden sich die Venen. Manchmal beginnt nach Wochen auch das andere Fußgelenk zu schwellen, erreicht aber nicht die Ausmaße des ersten.

Nach Unterleibsoperationen, besonders mit Nachbestrahlungen (Röntgen oder Radium), sind durch Erkrankung oder Vernarbung der Lymphbahnen und Lymphdrüsen ebenfalls erhebliche Lymphstauungen zu beobachten.

Die Lymphgefäßstauungen neigen zu Infektionen mit Streptokokken, dem Erysipel, im Volksmund Wundrose genannt. Die Infektion beginnt mit einem kurzen Übelsein, dem bald ein starker Schüttelfrost folgt. Dabei steigt die Körpertemperatur sehr rasch und sehr hoch an bis auf 39–41 °C. Im Bein sticht es meist, und bald zeigt dieses eine flammende, scharf begrenzte Rötung.

Was ist zu tun?

Unter kräftiger Kompression werden Lymphe und Gewebesäfte in Blut- und Lymphgefäße aufgenommen und bei gutem Venenabstrom (beim Gehen im Kompressionsverband) mit dem Venenblut in den Körperkreislauf geführt. So wird das dicke Bein schon in kurzer Zeit viel dünner. Eine Grenze für das Schlankwerden wird erst dort gesetzt, wo infolge langfristiger Lymphstauung schon eine Vermehrung des Bindegewebes stattgefunden hat. Diese ist nur langsam mit verschiedenen Behandlungsmaßnahmen (z. B. mit spezifischen elektrischen Strömen) auf ein erträgliches Maß zu bringen. Daraus muß man folgern, daß die Lymphgefäßstauung so früh wie möglich fachgerecht behandelt werden soll.

Bei Infektionen, (dem Erysipel), muß der Patient schnellstens eine kräftige Gabe von Antibiotika erhalten, am besten Penizillin, weil die Streptokokken besonders empfindlich auf Penizillin reagieren. Die Temperaturen gehen in der Regel nach wenigen Tagen zurück, während die antibiotischen Medikamente noch mehrere Tage eingenommen werden müssen. Die Erkrankung neigt in lymphatisch gestauten Beinen zu häufigen Rückfällen. Man vermutet als Eintrittspforte der Streptokokken Fußpilzerkrankungen und dadurch bedingte Kratzer und Risse. Da das Verbreitungsgebiet der Entzündung von Haut und Unterhaut jedoch bei Rückfall meist am gleichen Bein und in der gleichen Region auftritt, kann man sich auch denken, daß die Erreger in Sporenform in den Zwischenzellräumen verschwinden und bei einer Verminderung der Abwehrkraft des Körpers, z.B. durch Überanstrengung, Sonneneinstrahlung oder Erkältung, wieder ausschwärmen.

Die sehr starke Lymphstauung läßt sich gut behandeln mit einer Luftdruckmassage. Dabei wird das Bein in eine doppelwandige Gummimanschette gesteckt. Diese wird von einer kleinen, mechanischen Pumpe aufgeblasen, so daß das Bein (oder auch der Arm) komprimiert wird. Dann läßt der Apparat die Luft wieder heraus. Dieser Vorgang wiederholt sich rhythmisch, wobei die Stärke des Kompressionsdruckes und die Dauer von Druck und Pause individuell nach dem Empfinden des Patienten einstellbar sind. Je nach Fabrikat sind die Druckmanschetten auch mehrkammerig oder in Form von Schläuchen, so daß die Luft wellenförmigen Druck ausüben kann.

Diese Behandlung muß je nach Schwere des Falles alle 1–7 Tage wiederholt werden. Unterstützen kann man sie erfolgreich mit der sogenannten manuellen Lymphdrainage. Wichtig ist jedoch, daß nach jeder solchen Entstauungsbehandlung sofort eine feste Kompression angelegt wird, im Anfang mit Bandagen, nach Besserung reicht der kräftige, gut sitzende Gummistrumpf.

Auf alle Fälle sind die Lymphstauungen gut zu behandeln. Es wäre völlig falsch, die Flinte ins Korn zu werfen. Ohne fachgerechte Behandlung können schwere Formen und gravierende Folgen entstehen.

Was bedeutet eine Schwangerschaft für die Beine?

Eine besondere Belastung erfahren die Füße und Beine der Frau, wenn sie ein Kind erwartet. Schon in den ersten Wochen der Schwangerschaft füllen sich die Hautvenen prall, und bereits vorhandene Krampfadern werden größer. Bei vielen jungen Müttern nimmt die Schwellung der Beine von Monat zu Monat zu. Woher kommt das?

Wenn das neue Lebewesen noch winzig klein ist, werden im mütterlichen Organismus Hormone gebildet, die im Hinblick auf die zu erwartende Geburt das Stütz- und Bindegewebe weicher und nachgiebiger machen. Diese Hormone wirken sich auch am Bindegewebe der Gefäße, speziell an den Venen der Beinen aus: Die Wände werden nachgiebiger, und die Venen können sehr viel mehr Blut aufnehmen (Abb. 19).

Mit fortschreitender Schwangerschaft nimmt die Frau an Gewicht zu, da das Kind wächst, während das Gewebe der Mutter Wasser zurückhält. Das höhere Gewicht belastet die Gelenke, Bänder und Muskeln der Füße und Beine stärker, so daß es häufig zu Senkfußbeschwerden kommt. In den letzten Schwangerschaftsmonaten besteht im Bauch-

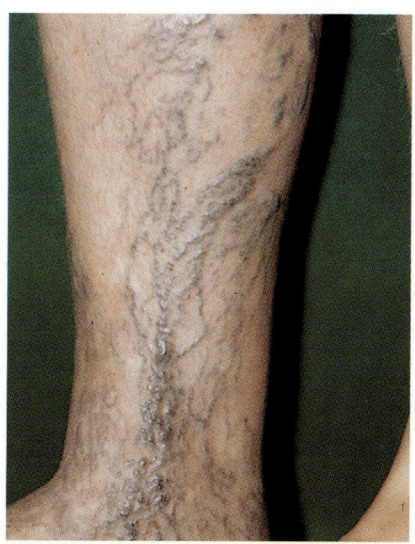

Abb. 19

raum ein erhöhter Druck, und manchmal drückt der Kopf des Kindes auf eine der großen Beckenvenen. Dies kann den Blutabfluß aus den Beinen beträchtlich erschweren. So kommt es zur Venenerweiterung, Venenstauung und zu Schwellungen. Bei ungünstigen Verhältnissen entwickeln sich daraus Venenentzündungen und Thrombosen. Embolien sind in fortgeschrittener Schwangerschaft selten. Während des Wochenbetts ist die Mutter um so stärker gefährdet.

Deshalb vermeidet man heutzutage längere Bettruhe nach der Entbindung.

—   *Vorbeugende Maßnahmen während der Schwangerschaft*

Folgende Maßnahmen sind wichtig:

1. Die werdende Mutter sollte möglichst frühzeitig auf ihre Beinvenen achten.
2. Fußgerechte Schuhe bewahren Gelenkbänder und Muskeln vor falscher Belastung. Bei Senkfüßen wird der Arzt entscheiden, ob nicht eine Stützeinlage nötig ist.
3. Stundenlanges Stehen und andauerndes Sitzen sollten durch Umhergehen oder besser durch einen Spaziergang unterbrochen werden. Zwischenzeitliches Ausruhen mit erhöhter Lagerung der Beine verhindert zunächst die Venenstauung.
4. Schwellen gegen Abend die Beine an oder bilden sich sehr starke Krampfadern aus, kann man mit Bandagieren der Beine diese Entwicklung am sichersten abbremsen. Ob ein Gummistrumpf noch ausreicht, hängt sowohl von der Art der Schwellung als auch von der täglichen Belastung ab.
5. Warme Bäder lassen die Venen erschlaffen und verstärken die Stauungsneigung in den Beinen. Das Brausebad mit anschließend kurzem kaltem oder kühlem Abduschen der Beine ist besser. Schwimmen ist sehr zu empfehlen, solange es der Zustand erlaubt.
6. Bei venengefährdeten Patientinnen sollen die Beine alle vier bis sechs Wochen von einem Arzt, der Erfahrung in der Behandlung von Venenerkrankungen hat, untersucht werden, unbedingt

aber drei bis vier Wochen und unmittelbar vor dem Geburtstermin. Dann kann in den meisten Fällen eine Venenerkrankung im Wochenbett verhütet werden.

7. Sklerosierungen sind auch während der Schwangerschaft möglich. Doch wird man nur solche Adern sklerosieren, die schon vor der Schwangerschaft Krampfadern waren und wesentliche Störungen des Venenabflusses hervorrufen. Bei kleineren und »neuen« Krampfadern sind wir mit dem Sklerosieren zurückhaltend, da solche häufig nach der Geburt von selbst verschwinden. Es sind oft nur erweiterte Venen und keine »echten« Krampfadern. Durch komprimierendes Binden der Beine werden sie so in Grenzen gehalten, daß es nicht zu anatomischen Wandveränderungen wie bei der Kampfader kommt.

8. Die häufig gepriesenen Medikamente gegen Venenstauung unterstützen die Vorsorge. Wickeln der Beine und Bewegung sind eine echte Hilfe. Wirksame Vorbeugung verlangt, daß man selbst etwas tut!

9. Venenentzündung und offene Beine müssen in der Schwangerschaft besonders sorgfältig, möglichst von einem Spezialarzt, behandelt werden. Erfreulicherweise ist heute eine besondere Schwangerschaftsgymnastik üblich. Dabei sollte im Hinblick auf die Neigung zur Venenstauung besonderer Wert auch auf Beinübungen gelegt werden (s. S. 150 ff.).

10. Am Abend bewährt sich vorsichtiges Ausstreichen der Beine, acht bis zehn Striche mit sanft angelegten Händen langsam herzwärts. Dies wirkt der Stauung entgegen, kann aber den Abendspaziergang nicht ersetzen. Das Ausstreichen darf nicht weh tun. Schmerzen sind ein Zeichen für entzündliche Stauung bei der nicht massiert, nicht einmal ausgestrichen werden darf!

11. Das vor der Entbindung übliche warme Reinigungsbad sollte bei Venenkranken als Sitzbad verabfolgt werden. Dabei können die für die Zeit der Geburt und des Wochenbettes besonders notwendigen Kompressionsverbände belassen werden. Keinesfalls darf man auf diese Verbände zugunsten vermeintlicher Sauberkeit verzichten. Die Gefahren der Thrombose und Lumgenembolie sind weit größer!

—— *Und was kann man im Wochenbett für die Beine tun?*

Im Wochenbett soll frühzeitig begonnen werden, die Blutströmung in Schwung zu halten. Schon wenige Stunden nach der Geburt muß die Wöchnerin die Füße in den Fußgelenken kräftig auf- und abbewegen, etwa im Rhythmus eines Spazierganges (»Spaziergang im Bett«). Dabei werden die Zehen stets mit auf- und abwärts gebogen, damit auch die tiefen Venen, die in den Zehenbeugemuskeln verlaufen, ausgepreßt werden. Diese Übung soll jede Stunde 20mal wiederholt werden. Danach folgt die Übung für den Oberschenkel: Die Kniescheibe wird angespannt und wieder losgelassen, während das Bein liegenbleibt. Auch diese Übung jede Stunde 10mal.

Wichtig ist *Atemgymnastik*. Dazu richtet sich die Wöchnerin mehrmals am Tage auf und atmet erst einmal kräftig aus unter Anspannung der Flanken und der Bauchmuskeln, als wolle sie eine Feder wegblasen. Nun holt sie wieder tief Luft, wobei die unteren Rippen sich erweitern sollen. Keine Preßatmung!

Das erste Aufstehen, dessen Zeitpunkt der Geburtshelfer bestimmt, muß in festen Straßenschuhen erfolgen, bei Senkfüßen mit Einlagen, bei Venenpatientinnen mit gewickelten Beinen!

Ohne diesen Halt könnte Blut in die erschlafften Venen des geschwächten Organismus versacken. Die Muskulatur besitzt noch nicht ihre volle Spannkraft und Pumpwirkung, es kommt also leicht zur Stauung in den Venen, die verhängnisvolle Folgen haben kann. So sehen wir bei längerer Bettruhe, aber auch bei ausschließlicher Benützung von weichen Hausschuhen, nicht selten Venenentzündungen auftreten. Eine gefürchtete Komplikation im Wochenbett ist auch die Lungenembolie (s. S. 43).

Die häufig gebrauchten »Klinik-Nachtstrümpfe«, auch als »Antiembolie-Strümpfe« bezeichnet, sind viel zu schwach, um bei Risikopatienten ernst genommen zu werden. Dagegen wirken gutsitzende Bandagen neben den Muskel- und Atemübungen optimal thrombose-verhindernd. Auch die Heparininjektionen sollten heutzutage zum Standard gehören.

Das erste Aufstehen darf nicht ein bloßes kurzes Hinstehen oder Aufsitzen mit Heraushängenlassen der Beine sein. Es müssen wenigstens ein paar Schritte gemacht werden, bei denen der Fuß ganz abgerollt wird. Es empfiehlt sich, noch etwa drei bis vier Wochen lang die Beine täglich gut zu wickeln oder wenigstens so lange, bis man ohne Anschwellen der Beine den ganzen Tag auf sein kann. Zurückgebliebene größere Krampfadern können später beseitigt werden.

Eine in einer früheren Schwangerschaft oder einem Wochenbett durchgemachte Venenthrombose verlangt selbstverständlich eine sehr sorgfältige Vorbeugung. Es besteht dann keine größere Gefahr einer Venenthrombose als unter normalen Verhältnissen. Haben Sie also nach einer früher durchgemachten Thrombose keine Angst vor einer weiteren Schwangerschaft! Beachten Sie aber sehr genau die angegebenen Maßnahmen zur Vorbeugung und gehen Sie rechtzeitig zum Phlebologen. Sie brauchen dann auch keine Sorgen wegen des Wochenbettes zu haben.

Die Wirkung der »Pille« auf die Beine

Manchmal ist aus ärztlichen oder Gründen der Familienplanung von einer Schwangerschaft vorübergehend oder auch für dauernd abzuraten. Eine moderne, sichere, aber umstrittene Form, um eine Empfängnis zu verhindern, ist die Einnahme von Medikamenten, der »Pille«. Sie enthält Östrogen und Gestagen, zwei verschiedene Hormone, die das Heranreifen einer Eizelle im Eierstock unmöglich machen. Östrogen führt das im weiblichen Organismus notwendige Follikelhormon zu, das ohne Eireifung nicht ausreichend gebildet wird. Gestagen täuscht den Zustand der beginnenden Schwangerschaft mit deren Begleiterscheinungen vor: In den Geweben sammelt sich mehr Wasser an, die Beine werden voll und schwer und bereits vorhandene Krampfadern treten stärker hervor.

Diese Erscheinungen lassen sich aber beherrschen. Die venenempfindliche Frau muß in den ersten drei bis vier Monaten der Pilleneinnahme ihre Beine besonders pflegen: Jeden Morgen ein kurzer kalter Beinguß, viel spazierengehen, schwimmen. Wenn dies nicht ausreicht, muß sie Gummistrümpfe oder Wickelbandagen tragen. *Dann* besteht, keine erhöhte Thrombosegefahr. Allerdings sollte die Frau, wenn sie die »Pille« nimmt, das Rauchen unterlassen. In Verbindung mit dem Nikotin bedeutet die »Pille« eine Gefahr für die Blutgefäße.

Hat eine Frau die »Pille« drei bis vier Monate eingenommen, so stellt sich der Körper meistens um und entwickelt Gegenregulationen. Dann sind die vorbeugenden Maßnahmen nicht mehr in diesem Maße notwendig.

Bei empfindlichen Venen, die zur Thrombose neigen, muß der Arzt Präparate verschreiben, deren Gehalt an Gestagen gering ist. Der Östrogengehalt ist nicht von solch großer Bedeutung.

Bei entsprechender Vorsicht bestehen also keine Bedenken gegen die Einnahme der »Pille«. Schließlich bedeutet die »Pille« eine geringere Belastung für die Venen als eine Schwangerschaft. Aber auch diese Belastung läßt sich durch die beschriebenen Maßnahmen beherrschen.

Drei praktische Fragen bei Venenerkrankungen

Wie soll man sich bei Bettruhe verhalten?

Zur Bettruhe bei Beinkranken ist ganz allgemein zu sagen, daß sie nur auf ärztliche Anweisung durchgeführt werden soll. Sonst heißt es: So rasch wie möglich raus aus dem Bett! Die Bettruhe ist ein wirksames Heilmittel, aber es darf, wie andere wirksame Arzneien, nicht im Unverstand genommen werden. In der Bettruhe ist die Blutströmung in den Beinvenen langsam, die Muskulatur untätig, und die Atmung wird flach. Das begünstigt Venenentzündung und Venenthrombose. Maß man aus anderen Gründen, z. B. bei hohem Fieber, nach Unfall oder Operation das Bett streng hüten, so sind bei Neigung zu Venenentzündung und bei Krampfadern vorbeugende Maßnahmen um so wichtiger, je länger die Bettruhe voraussichtlich dauern wird. Man beugt auf einfache und wirksame Weise vor, indem die Beine des Bettlägerigen mit einer Idealbinde (8–10 cm breit) gewickelt werden. Auch eine 10 cm breite Trikotschlauchbinde ist, vor allem für die Oberschenkel, sehr geeignet. Sogenannte Dauerbinden, die Gummifäden enthalten, dürfen bei Bettruhe nicht angelegt werden!

Man darf nicht vergessen, daß bei Bettruhe die Muskulatur untätig ist und dadurch an Masse erheblich abnimmt. Legt man einen Gesunden auch nur eine Woche lang ins Bett, so verliert er etwa ein Drittel seiner Muskelmasse! Daher muß der bettlägerige möglichst frühzeitig mit dem Muskeltraining beginnen: Der Vorfuß wird rhythmisch kräftig auf und ab bewegt unter Beugen und Strecken der Zehen (Wademuskelpumpe). Die Muskulatur des Oberschenkels wird durch Anspannen und Loslassen der Kniescheibe geübt, wobei das Bein flach liegen bleibt.

(Oberschenkelmuskelpumpe). Alle Übungen sollten jede Stunde mehrmals durchgeführt und durch Atemübungen ergänzt werden. So kommt es auch bei Bettruhe zur Beschleunigung des Blutrückstromes zum Herzen und zur Entstauung des Beines. Mit diesen »Spaziergängen im Bett« kann der Kranke am besten gegen Thrombose und Embolie vorbeugen (s. S. 43).

Soll man das kranke Bein hochlagern?

Zur Vorbeugung gegen Venenentzündung, aber auch zu ihrer Behandlung ist das Hochlagern des kranken Beines oder das Höherstellen des unteren Bettendes beliebt. Bei der Empfehlung dieser Maßnahme werden die Kreislaufverhältnisse einseitig mechanisch und nicht biologisch betrachtet. Der Rückstrom aus dem hochgelagerten Bein wird zwar erleichtert, der Zustrom jedoch verlangsamt.

Ist eine Venenentzündung bereits eingetreten, wird im entzündeten Gewebe mehr Sauerstoff gebraucht. Ist die Beinmuskulatur bei Bettruhe untätig, so wird im Sinne einer Sparfunktion des Organismus weniger Sauerstoff zugeführt. Durch Hochlagern wird die Sauerstoffzufuhr zusätzlich verringert. In der Praxis hat es sich gezeigt, daß Hochlagern bei Venenthrombose zwar sichtbare Schwellungen verringert, die oft wochenlange übliche Bettruhe jedoch nicht abkürzen und ebensowenig die Emboliegefahr verhüten kann.

Anders ist es mit dem Hochlagern bei den nicht entzündlichen Stauungen der Beine bei Menschen, die viel stehen müssen und dabei rasch ermüden. Hier kann Hochlagern für kurze Zeit die Beine angenehm entstauen und erleichtern.

Möchte man die Beine hochlagern, so stellt man am einfachsten das Bettende hoch, z. B. auf Holzklötze oder Ziegelsteine. Werden dagegen die Beine auf Kissen oder Keilkissen gelagert, wird die Leistengegend eingeknickt und örtliche Stauung begünstigt.

Eine kleine Kissenrolle unter dem Knie kann die Beine entlasten.

Schließlich muß man bei älteren Menschen daran denken, daß gleichzeitig eine noch nicht erkannte arterielle Durchblutungsstörung bestehen kann. Für solche Kranke (sie haben oft einen hohen Blutdruck, sind zuckerkrank oder waren starke Raucher) ist die gutgemeinte Hochlagerung der Beine für die Durchblutung geradezu schädlich (s. S. 71 u. 115).

Sind entwässernde Medikamente sinnvoll?

Vielfach wird versucht, das dicke Bein, das durch eine Venenthrombose verursacht wurde, durch entwässernde Medikamente zu entstauen. Die Schwellung bei einer Venenstauung beruht aber nicht auf einer allgemeinen Flüssigkeitsvermehrung. Ihre Ursache wird deshalb durch medikamentösen Flüssigkeitsentzug nicht behoben. Solche Medikamente sind nicht ungefährlich und dürfen vom Venenpatienten nur nach ärztlicher Verordnung eingenommen werden. Abgesehen von Nebenwirkungen, die ohne ärztliche Kontrolle entstehen können, wird dem Blut durch forcierte Einnahme von Entwässerungstabletten viel Flüssigkeit entzogen. Das eingedickte Blut fließt langsamer, und die im venenkranken Bein bestehende Neigung zur Venenthrombose wird durch die Verdichtung der Blutkörperchen verstärkt, Blutpfropfen schrumpfen und werden noch leichter losgerissen. Nicht selten sind auf diese Weise Lungenembolien mit tödlichem Ausgang entstanden.

Die Entstauung eines venenkranken Beines mit entwässernden Medikamenten ist widersinnig und gefährlich.

Mit Kompressionsverband und aktiver Bewegung dagegen ist die Entstauung ungefährlich und sinnvoll.

⸗ Untersuchung des Venensystems

Für die Erkennung (Diagnose) der Erkrankungen des Venensystems sind verschiedene Faktoren und Untersuchungsmethoden wichtig.

Die Vorgeschichte der Krankheit nach den Angaben des Kranken (Anamnese). In der Familiengeschichte zeichnet sich die Anlage häufig schon ab durch die *verschiedensten* Venenerkrankungen bei Eltern, Großeltern und Geschwistern.

Der Kranke selbst kann angeben, ob er vordem schon akute Venenerkrankungen, Thrombosen und Lungenembolien durchgemacht oder aber leichtere Beschwerden, Schmerzen, Schwellungen oder Krampfaderbildungen beobachtet hat. Dann sind seine Angaben über die jetzt zur Behandlung führende Erkrankung wichtig: Schwellung, Schmerzen, Verfärbungen, Entzündungen, Fieber, Schüttelfrost, Kreislaufbeschwerden geben Anhaltspunkte für die Diagnostik.

Die akute Venenentzündung oder Thrombose beginnt häufig mit einem Zerreißungsschmerz im Muskel, wie ein Muskelriß, manchmal mit einem unerklärlichen Muskelkater besonders in *einem* Bein, gelegentlich mit einem schweren, lang anhaltenden nächtlichen Muskelkrampf. Oft wiederholt sich ein solcher kurz nacheinander, und noch am Morgen fühlt sich das Bein schwer und schmerzhaft müde an. Meist sind solchen Ereignissen schon reißende, dumpfe Schmerzen vorausgegangen, rheuma- oder ischiasähnlich, oft mit einem Frösteln oder Schaudern des Beines, das bis auf den Körper hinaufläuft.

Wichtig ist für den Arzt zu wissen, ob die Schmerzen beim Stehen und gegen Abend stärker werden, ob sie beim Gehen besser oder schlimmer werden und ob sie im Liegen ganz oder teilweise verschwinden. Damit lassen sich die verschiedenen Krankheitsbilder schon weitgehend voneinander abgrenzen.

Das Bild der Erkrankung (Inspektion)
Der Arzt betrachtet das Bein und stellt fest:
Sind Krampfadern sichtbar?

Sind Hautvenen gestaut und erweitert?
Sieht man Entzündungen, rote Stränge, Platten, Flächen?
Ist das Bein geschwollen? Um Gelenkpartien? Im ganzen?
Sieht man Farbveränderungen? Röte, Blässe? Blau- oder
   Violettfärbung?
Schwarzwerden von Stellen an den Zehen etwa beim Brand?
Sieht man Spuren früher abgelaufener Venenerkrankungen
   oder Unterschenkelgeschwüre?

Das Abtasten (Palpation)

Abfluß von Lymphgefäßen und Venen bestimmen den Füllungs- und Spannungszustand der Beine, der Zufluß aus den Arterien die Wärme. So prüft der Arzt zunächst: Ist das Bein warm oder kalt? Zu große Wärme deutet auf akute Entzündungen, Kälte auf mangelhaften Zustrom aus den Arterien, aber auch auf chronische Abflußstörungen bei langanhaltendem Stau der Venen.

Dann müssen Schwellungen geprüft werden. Sind sie weich, eindrückbar, im Unterhautgewebe? Sind sie in der Tiefe? Sind sie prall, hart oder mehr teigig? Sind sie druckempfindlich oder gar berührungs- und druckschmerzhaft? Sind sie gleichseitig oder rechts und links verschieden?

Dabei muß so zart und feinfühlig abgetastet werden, daß die entzündeten Gewebe nicht gereizt und keine locker sitzenden Thromben losgerissen werden können. Der venenerfahrene Arzt wird niemals quetschen oder kneten und keinesfalls mit spitz aufgesetzter Fingerkuppe den Venenstrang entlangfahren! Der Patient selbst soll niemals durch Drücken und kneten probieren, »ob's weh tut«, er kann sich damit in Gefahr bringen!

Temperaturmessung

Temperatur zwischen 37 und 37,5 °C am Morgen und 37,3–38,5 °C am Abend sind charakteristisch bei Venenentzündungen.

Pulsfrequenz

Steigt die Zahl der Pulsschläge pro Minute höher, als es der Temperatur entspräche, ist das ein Verdachtsmoment für Venenentzündung.

Druckmessung durch Stauung

Die Luftmanschette vom Blutdruckmeßapparat wird am Bein aufgepumpt. Bei einem gewissen Druck schmerzt die damit angelegte Stauung bei entzündeten Venen.

Ultraschallmethode

Die Methode nennt sich nach ihrem Erfinder, dem österreichischen Physiker CHRISTIAN DOPPLER, der Geschwindigkeiten mittels Schallwellen zu messen lehrte.

Mit einer Sonde werden Ultraschallwellen in ein Gefäß gesendet (Vene oder Arterie). Die Strömung sendet je nach ihrer Geschwindigkeit die Wellen zurück. Die Aufzeichnung der zurückgesendeten Wellen zeigt Verlangsamung und Strömungsstops auf. Die Ultraschallwellen, aufgezeichnet in einer Kurve, gemessen an entscheidenden Punkten der Venen, geben ein gutes Bild davon, ob und welche Venen durch Thromben oder Vernarbungen eingeengt oder verschlossen sind und welche Ventilklappen noch ordnungsgemäß öffnen und schließen. Es gibt sogar eine Möglichkeit, die Duplex-Sonografie, bei der man auf dem Bildschirm sieht, wo die Meßsonde gerade sitzt. Mit diesen Techniken kann man oft auf die nicht ganz risikolose Phlebografie verzichten.

Phlebografie oder Venografie

Um die Venen im Röntgenbild sichtbar zu machen, füllt man sie mit einer strahlenundurchlässigen Flüssigkeit auf. Dies sind Lösungen von Jodsalzen. Die gleich nach dem Einspritzen der Kontrastflüssigkeit angefertigten Röntgenaufnahmen zeigen, wo dieses Mittel mit dem Venenstrom abfließt, wo Vernarbungen die Venen einengen und wo Blutpfropfen oder frisch vernarbte Thrombosen den Venenabstrom verschlossen haben.

Dieses Verfahren ist auch in Versicherungsfragen wichtig, um abgelaufene Thrombosen als Unfallfolgen zu dokumentieren. Auch vor Krampfaderoperationen kann es wertvolle Aufschlüsse über den erhaltenen Venenabstrom in den tiefen Leitvenen geben, sowie vor Thrombektomie und Fibrinolyse (s. S. 45). Die Bilder zeigen allerdings nur die Formveränderungen der großen Venenstämme. Erkrankungen, die z. B. in den Muskelvenen beginnen, kann man nicht sehen. Hin und wieder reagieren auch Venen, die nach einer Thrombose oder Venenentzündung noch überempfindlich sind, mit einer Reizung ihrer Wände. Einzelne Menschen reagieren auch mit Allergie oder sogar mit Schock auf die Röntgenkontrastmittel

Lichtreflexionsrheographie (LRR)
Die Funktion der Venen, d. h. die Abpumpleistung der Muskulatur auf die tiefen Venen, läßt sich mit einem neueren, nichtinvasiven Verfahren (also ohne Einstechen oder Einschneiden) messen.

Drei feine Elektroden senden Infrarotstrahlen in die venösen Haargefäße in der Unterhaut. Diese werden entsprechend der Füllung dieser kleinen Gefäße reflektiert. Ein Rezeptor nimmt diese Reflexion auf, und das Gerät zeichnet sie als geschriebene Kurve auf. Bei bestimmten Muskelübungen wird dann eine gewisse Menge des Venenblutes abgepumpt, und je nach Beschaffenheit der Klappen erfolgt die Auffüllung langsam oder im krankhaften Fall zu schnell. Der Arzt kann daraus Strömungshindernisse oder Klappenveränderungen erkennen (s. S. 50).

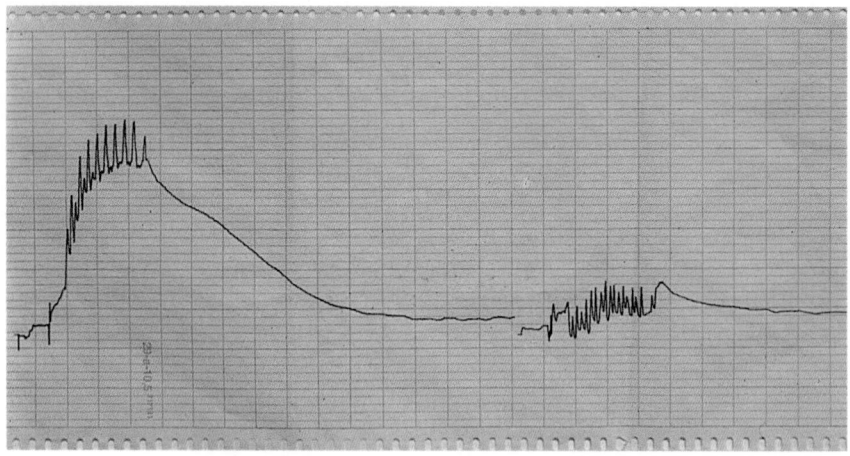

Abb. 20   Licht-Reflexions-Rheogramm. Das rechte Bein – linke Seite der Kurve – zeigt eine gute Abpumpleistung, sichtbar an der Höhe der Kurve. Die Wiederfüllung bis zur Ausgangslinie beträgt mehr als 30 Sekunden. Das linke Bein hat eine minimale Abpumpleistung und eine rasche Wiederfüllung: Die tiefen Venen sind verschlossen

Diagnose mit Radio-Fibrinogen

Besonders ausgestattete Kliniken können mit radioaktiv gemachtem Fibrinogen, das ist der Stoff, der zu Beginn einer Blutgerinnung entsteht, den genauen Sitz von Thromben feststellen. Die Strahlung der radioaktiven Fibrinteilchen kann aufgezeichnet und gemessen werden. Dies ist die genaueste Methode zur Erkennung auch kleiner und erst beginnender Venenthrombosen.

☰ Behandlung der Venenerkrankungen

☰ Kompressionsverbände

Wie wirken Kompressionsverbände?

Verbände, mit denen man eine Wunde schützen oder behandeln will, werden im allgemeinen mit gerade soviel Druck angelegt, daß sie nicht abrutschen. Unter einem Kompressionsverband versteht man dagegen einen Verband, der beim Wickeln so viel Druck erhält, daß sein Andruck in die Tiefe der Gewebe weiterwirkt. Er übt einen gleichmäßigen Druck aus auf die von Flüssigkeit durchtränkten Gewebe und auf die gestauten Venen und Lymphgefäße. Ist der von außen nach innen gerichtete Andruck des Verbandes so stark, daß er den im Bein von innen nach außen gerichteten Stauungsdruck überwinden kann, dann wird beim Gehen die aus den gestauten Gefäßen in die umgebenden Gewebe ausgetretene Flüssigkeit in die Venen zurückgedrängt.

Durch den umfassenden Verbanddruck werden die Venen auf ihrem ganzen Weg gleichmäßig eingeengt. Dies Einengung kann man durch Röntgenuntersuchung nachweisen (s. S. 75). Im eingeengten Gefäß nimmt die Geschwindigkeit des venösen Rückflusses enorm zu. Auseinandergewichene Ventilklappen schließen wieder und verhindern, daß Blut in den Fuß zurückströmen kann. Der Kompressionsverband ermöglicht damit in geradezu idealer Weise die Behandlung solcher Erkrankungen im Bein, deren Ursache eine Stauung in den Venen und Lymphgefäßen ist. Stauungsschmerzen, deretwegen der Patient kaum auftreten konnte, sind nach dem Anlegen des Verbandes sofort behoben, vom ersten Schritt an wirkt der Verband wohltuend.

Der Kompressionsverband wirkt optimal, wenn der Kranke geht.

Im Gehen pumpen die Muskeln die Venen leer und massieren die saftreichen Gewebe gegen den Verband aus. Die Beine werden dann so rasch entstaut, daß auch ein sehr fester Verband spätestens nach zwei Tagen locker geworden ist. Mit ihm werden Entzündungsstoffe (Infiltrate) ebenfalls weggepumpt, und so klingen Entzündungserscheinungen

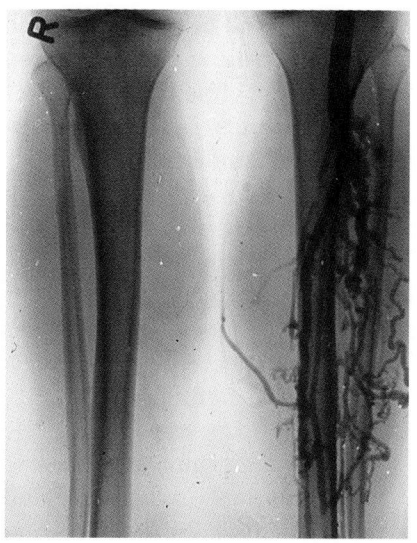

Abb. 21
Erweiterte tiefe Venen im Röntgenbild, mit Kontrastflüssigkeit aufgefüllt. Der Blutstrom ist träge, gestaut.
Gleich darauf mit Kompressionsverband: die tiefen Venen sind gleichmäßig eingeengt, dünn, gerade, der Blutstrom ist dadurch rasch

im Bein, wie Schmerz, Rötung und Spannung, und sogar das Fieber schnell ab.

Ist in der entzündlich veränderten Vene bereits Blut geronnen, wird dieses Blutgerinnsel im eingeengten Gefäß festgehalten und zusammengepreßt. So kann es sich während der Bewegung nicht losreißen und in die Lunge fortgeschwemmt werden. Durch die innige Verbindung mit der Gefäßwand wächst der Blutpfropf bald an ihr fest und wird schließlich aufgesogen. So erklärt es sich, daß bei der akuten Venenthrombose ein *fester* Kompressionsverband die Gefahr der Lungenembolie abwenden kann.

Der Fischer-Verband (nach HEINRICH FISCHER)

Dieser kunstvoll dem Gewebdruck angepaßte Kompressionsverband heißt in der medizinischen Fachliteratur nach seinem Schöpfer, Dr. med. HEINRICH FISCHER, FISCHER-Verband. In jahrelanger Arbeit hat der Wiesbadener Arzt diese Verbandmethode entwickelt, weil ihn das Dilemma beschäftigt hat: Im Liegen, im langsamen Blutstrom entstehen die meisten Thrombosen, und im Liegen werden sie behandelt. Liegen muß man wegen der Emboliegefahr – und doch ist diese auch im Liegen nicht beseitigt. Mit dem Verband kann der Patient ohne Emboliegefahr aufstehen und gehen. Diese Methode muß allerdings von Ärzten angewendet werden, die speziell dafür ausgebildet sind. Andernfalls sollte der Kranke nicht aufstehen, solange mit Emboliegefahr gerechnet werden muß. Während der Patient liegt, kann der nicht in der FISCHER-Methode geschulte Arzt jedoch schon einen Verband anlegen, in welchem der Patient Muskelübungen (s. S. 151) ausführt. Auch dadurch wird schon der Heilvorgang beschleunigt. Wird die akute, frische Venenthrombose der Beine frühzeitig – am besten in den ersten drei Tagen – mit dem festen Druckverband und ohne Bettruhe behandelt, kann man Spätfolgen, wie das geschwollene oder offene Bein, weitgehend vermeiden. Die rasche Blutströmung verhindert die Bildung weiterer Blutgerinnsel. Die zuerst gebildeten Gerinnsel vernarben nicht so umfangreich und massiv und zerstören nicht so viele Ventilklappen, wenn sie durch die Kompression des Verbandes rasch festwachsen und ihre noch flüssigen Zwischensubstanzen resorbiert werden.

Bei der Sklerosierung von Krampfadern (s. S. 34 ff.) verhindert ein gutsitzender Kompressionsverband eine zu starke Reaktion und eine nachfolgende Verfärbung der Haut. Auch wenn eine Vorbehandlung notwendig ist, d. h. wenn die tiefen Venen nicht frei von Entzündungen sind, schafft der Verband die Sicherung gegen Komplikationen von seiten der tiefen Venen. Sollte eine Sklerosierungsreaktion durch irgendein unvorhergesehenes Ereignis – z. B. durch eine Erkältung – heftiger verlaufen als erwünscht, hat der Arzt, der die Therapie mit FISCHER-Verbänden beherrscht, auch diese überschießende Reaktion sofort wieder in der Hand.

Unnachgiebiger und nachgiebiger Verband. Die Nachgiebigkeit eines Verbandes hängt vom Material der Binde ab.

Der feste, unnachgiebige Verband gibt der Beinmuskulatur beim Gehen ein festes Widerlager. Bei jedem Schritt zieht sich der Muskel zusammen und wird dick. Wegen des Verbandes kann er nicht nach außen, sondern nur nach innen ausweichen und wirkt auf diese Weise ohne Kraftverlust als Saug-Druck-Pumpe auf die Gefäße. Die Muskelpumpe wird erst dann schwächer, wenn das Bein entstaut, mit anderen Worten, wenn der feste Verband durch Abschwellen des Beines locker geworden ist.

Der nachgiebige, elastische Verband gibt einem starken Muskeldruck nach außen zunehmend nach. Die entstauende Wirkung ist dabei wenig intensiv.

Sind Venen in der Tiefe thrombosiert oder entzündet, muß die Kompression stark genug, sehr exakt dem Gewebedruck angepaßt und tiefgreifend sein. Dazu sind feste, unnachgiebige Kompressionsverbände nötig. Solche Verbände anzulegen, ist eine ärztliche Kunst. Sie werden auf der Haut mit einem Bindemittel fixiert, das ihnen auch die nötige Festigkeit verleiht.

Dieses Bindemittel – nach seiner Zusammensetzung aus Gelatine, Glycerin und Zinkoxyd *Zinkleim* genannt – schafft eine innige Verbindung des Verbandes mit der Haut. Und mit ihr wirkt der Verband intensiv auf die Gewebe, die in der Tiefe liegen. Das Gehen in einem solchen Verband kommt bei den großen Gefäßen einer Massage gleich, bei den dazwischenliegenden Gewebeschichten wirkt es wie eine Bindegewebemassage, nur jeweils ohne deren Gefahren.

Je nachdem, wie rasch der Verband durch die Muskelarbeit locker wird, muß er erneuert werden; anfangs nach ein bis drei Tagen. Ist die Stauung beseitigt, genügt der Wechsel des Verbandes nach fünf bis acht Tagen. Bleibt er länger liegen, wirkt er nicht mehr. Das Bein schwillt dann in den zu weit gewordenen Verband wieder hinein. Der Kranke hat das Gefühl, der erst so schön locker gewordene Verband werde plötzlich zu eng. Der zu weit gewordene Verband bietet auch nicht mehr genügend Schutz gegen die Lungenembolie.

—— *Wie verhält man sich mit einem Fischer-Verband?*

Wurde ein solcher FISCHER-Verband angelegt, muß der Kranke damit sofort gehen. So wird die Zirkulation angeregt, und die Muskeln arbeiten gleichsam als Saug- und Druckpumpe auf die Venen. Nach 20–

30 Minuten Gehen empfindet man im Verband ein angenehm leichtes, warmes Gefühl. In der Wade spürt man den Pulsschlag. Zehen und Vorfuß, die beim Anlegen des Verbandes bläulich wurden, sehen nach dem Spaziergang frisch rosig aus.

Bei akuter Venenthrombose sind die Schmerzen oft so heftig, daß der Druck der Bettdecke auf dem Bein nicht ertragen wird. Herabhängen des Beines oder Auftreten sind unmöglich. Erstaunlicherweise verschwinden diese Schmerzen nach dem Anlegen des Verbandes schlagartig. Schon nach den ersten Schritten, die kräftig und mit Bewegung der Gelenke und Muskelarbeit getan werden, wird das Gehen leicht und normal. Der Kranke muß nun entsprechend des Schweregrades seiner Krankheit, öfters am Tag 15 bis 45 Minuten gehen. Bei akuter Thrombose sollte er sich zwischen den Spaziergängen hinlegen. Das Fieber sinkt in zwei bis drei Tagen ab, und die Temperatur bleibt anschließend normal. Gewöhnlich muß der Patient bei dieser Behandlung die Arbeit nicht länger als vierzehn Tage unterbrechen.

Für eine einfache, nicht entzündliche Venenstauung reicht die Kompression mit einer elastischem, sogenannten Idealbinde oft schon aus. Stärkere Kompression erreicht man mit einer elastischen Binde aus Helancagarnen. Bei Bettruhe ist sie aber schon zu fest. Sie muß über Nacht abgenommen werden.

Bei den Folgen der Venenstauung oder Krampfadern, wie z.B. bei Stauungsdermatosen und Geschwüren, braucht man mehr Druck. Man wickelt dann tagsüber eine kräftige Gummifadenbinde über die elastische Idealbinde.

Wie lange bleibt ein Fischer-Verband am Bein?

Sind Venenentzündung und Thrombose abgeheilt, so besteht noch für zwei bis drei Wochen Rückfallgefahr. Um ihr zu begegnen, muß weiterhin ein Kompressionsverband, z.B. mit einer elastischen Pflasterbinde, angelegt werden. Dieser Verband darf für zwei bis drei Wochen belassen werden. Ist danach die Venenerkrankung restlos abgeheilt, soll der Patient am Tage, etwa zwei bis vier Wochen lang, mit einer elastischen Binde und mit einer Gummibinde wickeln.

Bei frischer Venenthrombose dauert eine Behandlung mit Fischer-Verbänden insgesamt drei bis sechs Wochen. Je älter, das heißt, je stärker verschleppt und chronisch die Erkrankung ist, je später sie also in die Behandlung mit diesen Spezialverbänden kommt, desto länger dauert der Heilvorgang und desto mehr Veränderungen bleiben in den Venen zurück.

Sind beim offenen Bein gleichzeitig Venen entzündet und thrombosiert, erreicht man mit dem Fischer-Verband rasch Schmerzfreiheit und ebenfalls nach drei bis sechs Wochen Heilung.

Und wenn Sie den Verband nicht ertragen?

Das kann verschiedene Ursachen haben: Entweder gingen Sie im Verband nicht genügend und nicht sofort, so daß die Zirkulation nicht in Schwung kommen konnte, und es entstanden Stauungen; oder der Verband war dem Gewebedruck nicht genau angepaßt. Auch einschnürende Furchen machen den Verband unerträglich. Dann muß er vom behandelnden Arzt abgenommen und neu angelegt werden. Hin und wieder kommt es – meist bei schwächlichen oder bettlägerigen Patienten – zu dumpfen Schmerzen, die nach Mitternacht beginnen und gegen Morgen aufhören. Dann ist meist der Druck auf eine Knochenkante, z.B. die des Schienbeines, oder auf eine Sehne zu stark. Tastet man auf dem Verband die Knochen und Sehnen im betroffenen Gebiet ab, entdeckt man bald die schmerzende Stelle. Ein kleiner Einschnitt in den Verband behebt sofort die Beschwerden.

—— *Haben Sie weitere Fragen zum Kompressionsverband?*

Noch ein Wort zu einigen Fragen, die immer wieder vom Patienten über die Behandlung mit Kompressionsverbänden gestellt werden:

1. Führen Verbände zur Erschlaffung der Muskulatur? Der aktiv bewegte Muskel erschlafft nicht. Nur der nicht arbeitende Muskel, der geschont wird, verkümmert. Im Gehverband nimmt die Muskelmasse durch Training eher zu und wird gekräftigt.

2. Schnürt der Verband die Gefäße nicht ab, kann das Blut überhaupt noch fließen?
    Der Druckverband muß allerdings sorgfältig anmodelliert werden, so daß keine schädlichen Rillen entstehen können. Im gutsitzenden Kompressionsverband fließt das Blut sogar rascher.

3. Kann die Haut unter dem Verband noch atmen?
    Die Haut kann überhaupt nicht atmen, sie kann nur Wasser verdunsten. Die Haut wird von innen, aus der Blutbahn ernährt und mit Sauerstoff versorgt, nicht von außen durch die Luft. Da der Verband entstaut, wird die Ernährung und Sauerstoffversorgung der Haut verbessert. Verdunstung geschieht durch den porösen Verband.

4. Ist ein Gummistrumpf nicht besser als ein Kompressionsverband?
    Der Gummistrumpf (s. S. 92) eignet sich nicht zur Behandlung entzündlicher Venenerkrankungen, da sein Andruck stetig nachgibt. Sein Druck kann auch nicht verändert, höchstens durch Überwickeln verstärkt werden. Der Druck des Kompressionsverbandes dagegen kann bei jedem Anlegen neu und entsprechend dem Krankheitsbild dosiert werden.

Das müssen Sie wissen!

Zusammenfassend läßt sich zur Behandlung mit Kompressionsverbänden sagen:

1. Je akuter der Entzündungsprozeß und je höher der Stauungsdruck in Gefäßen und Geweben, desto stärker muß der Andruck und desto unnachgiebiger das Material des Verbandes sein.
2. Die dabei notwendigen *festen* Verbände (Leim- und Pflasterverbände) werden auf der Haut fixiert. Diese Verbände dürfen vom Patienten nicht entfernt werden.
3. Bei Beschwerden wendet er sich an den Arzt, der den Verband angelegt hat. Er wird entscheiden, ob sein Verband entfernt oder erneuert werden kann oder muß.

—— *Bindenmaterial*

Für den festen, unnachgiebigen Kompressionsverband stehen dem Arzt die Steifgazebinden, Mullbinden und Zinkleim sowie die fertige, feuchte Zinkleimbinde zur Verfügung. Für weniger feste Dauerverbände gibt es die Pflasterbinde.

Die nicht fixierten, elastischen Druckverbände können nach Anleitung vom Patienten selbst angelegt werden. Dazu eignen sich folgende Binden:

1. die Gummifadendauerbinde, nur in kräftiger Ausführung 8 und 10 cm breit,
2. die Idealbinde, weiß und hautfarben, 8 und 10 cm breit,
3. die Trikotschlauchbinde, 8 und 10 cm breit.

Am besten und einfachsten läßt sich vom Patienten die *Gummibinde* anlegen (s. S. 88). Man muß dabei beachten, daß die nach dem Anwickeln gedehnten Gummifäden das Bestreben haben, sich zusammenzuziehen. Dies verursacht in Ruhelage einen unerträglich schmerzhaften Druck. Daher muß die Gummibinde nicht nur für die Nachtruhe, sondern auch bei länger als zehn Minuten dauernder Mittagsruhe abgenommen werden. »Feine« und weiche Gummibinden sind so nachgiebig, daß sie zur Behandlung einer Venenstauung ungeeignet sind. Wenn eine größere Neigung zur Schwellung ein stärkeres Widerlager erfordert, kann man die Gummibinde mit der Idealbinde kombinieren. Dabei wird erst die Idealbinde kräftig angewickelt und darüber die Gummibinde angelegt. Die Idealbinde muß nachts nicht abgenommen werden.

Die Idealbinde mit der Gummibinde sind die optimale Kombination: die Idealbinde gibt den Halt, die Gummibinde den Druck.

Die *Idealbinde* enthält keine Gummifäden und ist deshalb weniger nachgiebig. Ihre Elastizität erhält sie von spiralig gedrehten Kettfäden. Wird die Idealbinde stark ausgezogen oder gebügelt, geht ihre Elastizität verloren. Wäscht man die Binde, wird sie wieder elastisch. Der Andruck der Idealbinde läßt sich sowohl durch das Überwickeln mit einer Gummibinde als auch durch eine zweite Idealbinde beträchtlich verstärken. Dabei muß man beachten, daß diese nicht fixierten Verbände beim Gehen rasch nachgeben und rutschen und damit an Druckwirkung verlieren. Auch das gegensinnige Wickeln zweier Binden schützt dagegen nicht ausreichend. Daher muß täglich mit frisch gewaschenen Binden neu gewickelt werden. Nimmt der Beinkranke diese Binden über Nacht ab, sind ihre Auswirkungen selbstverständlich unterbrochen und vermindert. Bei akuten Venenerkrankungen reichen die Idealbinden zur Behandlung allein nicht aus. Bei bettlägerigen Kranken dagegen eignen sich solche Binden ausgezeichnet zur Vorbeugung gegen Venenthrombose.

Die *Trikotschlauchbinde* ist ein Rundgewirk aus reiner Baumwolle. Sie ist weich und anschmiegsam, hat aber dabei die notwendige Festigkeit, um eine tiefgehende, gleichmäßige Kompression auszuüben.

Die Binde hat eine handelsübliche Länge von 4 m. Entsprechend dem Beinumfang wird sie in einer Breite von 8, 10 und 12 cm verwendet. Je schmäler die Binde, desto mehr wirkt sie in der Tiefe.

Sie eignet sich zur Behandlung von bettlägerigen Kranken am Unter- und Oberschenkel. Besonders bei lymphatisch-venösen Stauungen der Kinder und Jugendlichen bewährt sie sich nachts, wobei man sie auch mit kaltem Wasser befeuchten oder befeuchtet anlegen kann. Tagsüber würde sie am Oberschenkel abrutschen. Bei Kniegelenkserkrankungen gibt die Trikotschlauchbinde die notwendige Festigkeit und Wärme, ohne die Funktion des Gelenkes zu beeinträchtigen.

Der einfache Druckverband

Der auf der Haut nicht fixierte Druckverband ist relativ leicht zu erlernen. Anfängliche Fehler in der Druckauswirkung sind nicht nachhaltig, da durch Nachgiebigkeit und Verschiebbarkeit des Materials ein gewisser Ausgleich stattfindet. Zudem können Fehler durch erneutes Wickeln rasch und leicht korrigiert werden.

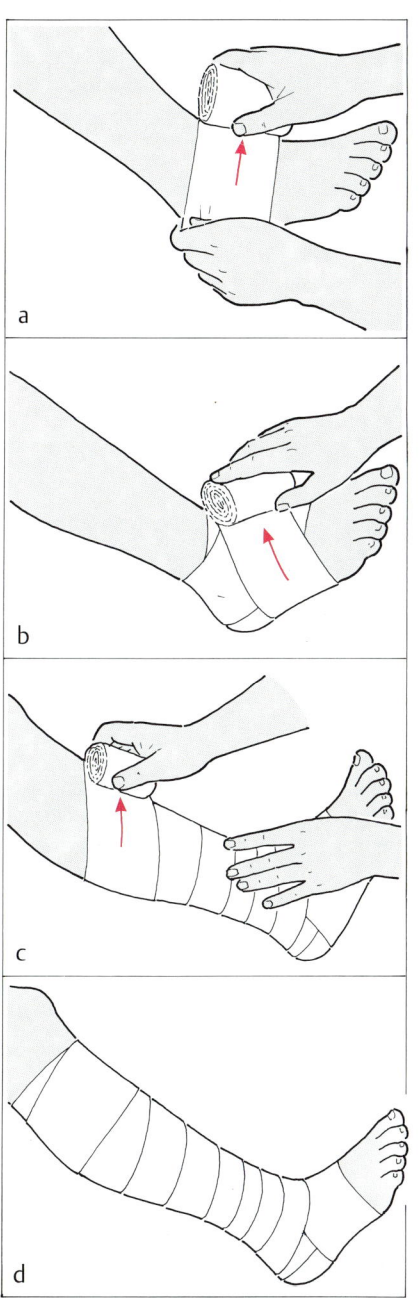

Abb. 22

a: Die Binde wird unter gleichmäßigem Zug beider Hände fest über den Rist gespannt und so aufgelegt, daß der Bindenkopf schräg auf die Ferse zuläuft

b: Die Bindentour läuft zuerst um die Ferse, dann über beide Knöchel, zurück zum Rist und um den Vorfuß. Dabei wird die Binde um das Fußgelenk in ihrer grenzen Elastizität ausgedehnt, damit sie satt sitzt und der Verband haltbar und rutschfest ist.

c und d: Vom Mittelfuß aus läuft die Binde unter gleichmäßigem Druck aufwärts zur Knöchelpartie und wird nun mit dem erforderlichen Anpreßdruck spiralig dem Ansatz der Wade entgegengeführt. Die Binde wird an die Haut angeschmiegt und dabei an der Wade aufwärts ständig ein Anpreßdruck ausgeübt. Die Binde muß auf ihrer ganzen Breite den gleichen Druck ausüben, damit keine Kante einschneiden kann. Aufwärts zur Wade hin werden die Bindentouren etwas steiler. Die Wade wird dabei regelrecht angehoben. Die Wadenmuskeln selbst finden ihr Widerlager im Verband.

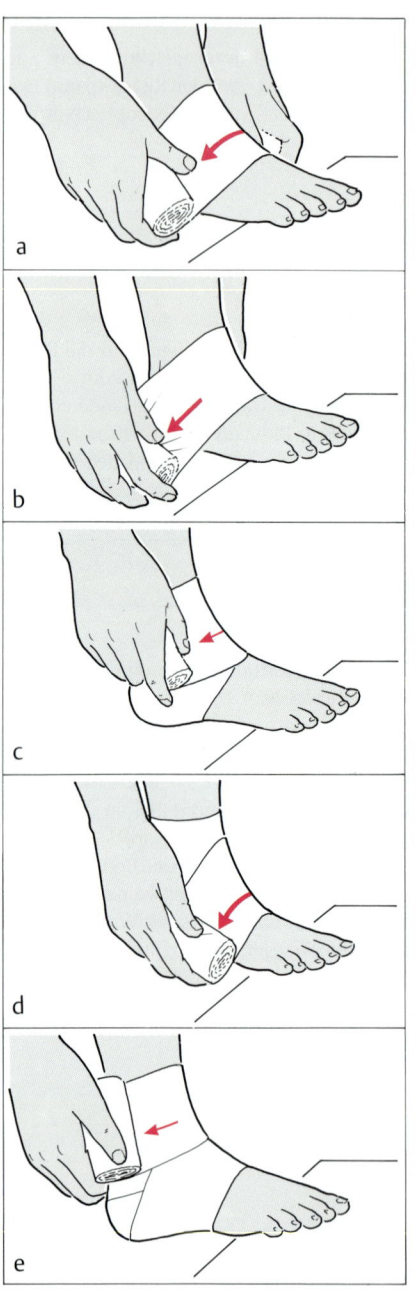

Abb. 23
a und b: Beim Auflegen über dem Rist wird die Gummibinde breit auseinandergezogen bis zur Grenze ihrer Dehnbarkeit. So wird sie um die Ferse geführt, damit diese erste Tour nicht abrutscht.

c: Die nächste Tour um die Knöchel erhält nicht diese starke Spannung, sie wird nur über den Knöcheln je 1–2 cm ausgezogen

d und e: Die dritte Tour am Vorfuß kann wieder etwas mehr Spannung am Fußgewölbe erhalten

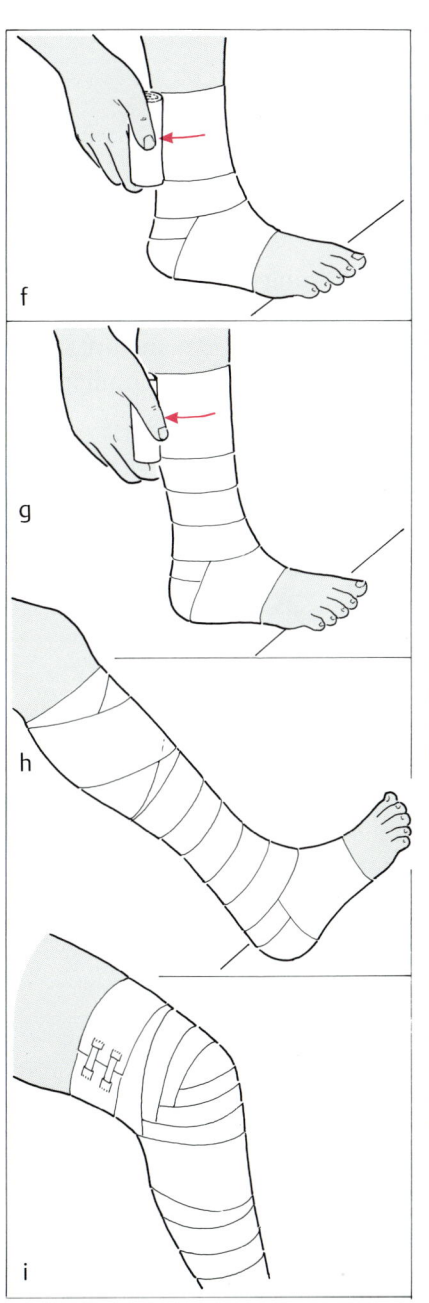

f: vom Unterschenkel aufwärts wird die Spannung durch jeweilig entsprechendes Ausziehen der Binde von 2–3 cm rechts und links des Unterschenkels geregelt

g: Ab der Kuppe der Wade läßt man mit der Spannung der Binde ein wenig nach

h: Anschließend wickelt man mit schwachem Druck eine Rundtour unterhalb des Knies und dann nochmals eine Achtertour, die die Touren um die Wade vervollständigt

i: Ist das Knie auch angeschwollen und schmerzhaft, so kann man es mit einer Trikotschlauchbinde mit Achtertouren in der Art des »Schildkrötenverbandes« einbandagieren. Auch bei Arthrosen gibt dies einen wohltuenden Halt.

— *Fehler beim Wickeln*

Zwei häufige und grundsätzliche Fehler sind:

– lockeres Anlegen und
– ungleicher Druck des Verbandes.

Bei zu lockerem Anlegen geht die Wirkung verloren, der Verband ist wertlos. Ungleicher Druck kann zu Stauungen führen und das Gehen erschweren. Ein solcher Verband hemmt die Zirkulation, anstatt sie zu fördern. Umschlagen der Binde macht gleichmäßigen Druck unmöglich, es kann zu Schnürfurchen und Stauungen führen.

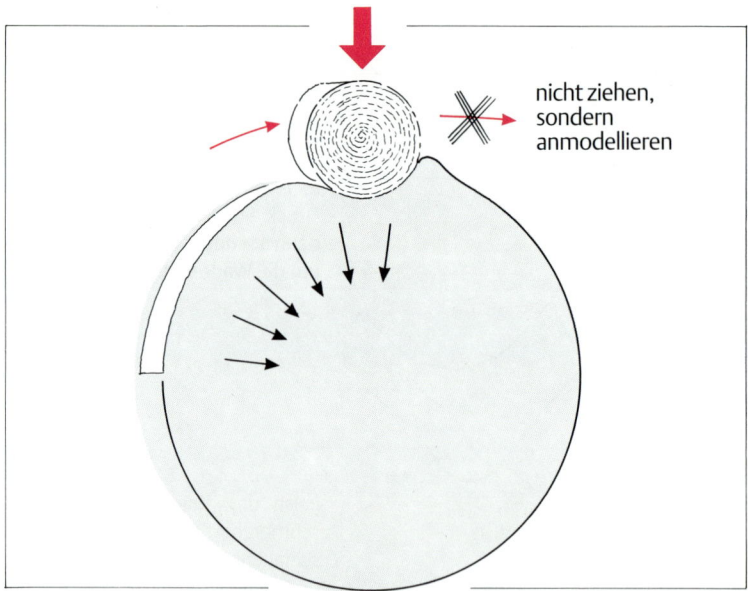

nicht ziehen,
sondern
anmodellieren

Abb. 24 Richtiges Abrollen der Binde. Der Bindenkopf wird stets am Bein angeschmiegt, sein Druck geht konzentrisch auf die Mitte des Durchmessers. So wird der Verband regelrecht anmodelliert

Es ist gleichgültig, ob die Binde von außen nach innen oder von innen nach außen gewickelt wird. Entscheidend ist das gleichmäßige, feste Anmodellieren der Binde, wobei man den Bindenkopf eng an die Haut anschmiegt und nicht in der Luft führt (Abb. 24).

Wird die Binde dagegen nicht ständig angeschmiegt, sondern am langen Zügel geführt, dann wird sie nicht unter Druck, sondern unter Zug angelegt, und die konzentrische Kompression ist nicht mehr gegeben. Gewebe und Muskulatur werden verdreht. Bei Ideal- und Gummibinden sind nur die kräftigen Qualitäten zu empfehlen. Schwache Binden können den Stauungsdruck geschwollener Beine oft nicht einmal auffangen, keinesfalls aber überwinden.

Bei schlechter und falscher Technik des Verbandes ist der Beinkranke beim Gehen behindert und fühlt sein Bein im »Schraubstock«. Das Bein schmerzt und wird manchmal auch »taub«. Eine bläuliche Verfärbung des Vorfußes hält an, das Bein wird kalt und müde. Dieser Wickelverband muß sofort abgenommen und erneuert werden.

Bei richtiger Technik des Verbandes, die jeder Beinkranke durch Übung gut erreichen kann, sind Venenschmerzen rasch behoben, das Gehen fällt sofort leichter, und der Verband wird als angenehmer Halt empfunden. Der Vorfuß wird nach wenigen Schritten rosig. Zu festes Anlegen ist nicht zu befürchten, weil dies so unerträgliche Schmerzen bereitet, daß der Kranke seinen Verband sofort wieder abwickelt und erneuert.

Das gut bandagierte Bein wird beim Gehen warm und bleibt es. Es ist dann wärmer als das andere Bein. Der Pulsschlag wird im Bein fühlbar.

Schwillt der Vorfuß über Nacht an, hat dies nichts zu bedeuten, wenn er beim Gehen wieder normal wird. Dann fehlte nur die Muskelpumpe, um Lymphe und Gewebeflüssigkeit abzupumpen. Bleibt er dagegen auch beim Überwickeln und Gehen dick, muß man überprüfen, ob der Verband keine Schnürfurchen hat und dem Druck im Bein angepaßt ist. Im Zweifelsfall muß er erneuert werden.

Der Gummistrumpf (Kompressionsstrumpf)

Der Gummistrumpf wurde geschaffen, um eine Dauerkompression auf Gewebe und Gefäße auszuüben. Neben den Gummistrümpfen wurden Kompressionsstrümpfe aus synthetischen, dehnbaren Materialien entwickelt, die dem elastischen Druck der Gummifäden etwa gleichkommen. Sie sind im Gegensatz zu den Gummifäden weder gegen Fette und Salben noch gegen Schweiß empfindlich und verlieren nicht an Elastizität durch langes Lagern.

Die Kompression der Gummistrümpfe hängt von der Festigkeit ihres Materials ab und von ihrer Paßform. Gut angepaßte Gummistrümpfe üben dennoch nur eine relative Kompression aus. Man bedenke, daß der Strumpf im Bereich der größten Stauung, also zwischen Knöchel und Wade, am strammsten sitzen soll. Zugleich ist dies die schmalste Partie des Beines. Ihr Umfang ist etwa 50 % geringer als der Umfang Ferse-Rist. So muß diese schmale Partie beim An- und Ausziehen über die viel größere der Ferse gezogen werden. Die Folge ist, daß sehr viele Gummistrümpfe schon nach kurzer Zeit dort, wo sie am meisten Halt geben sollen, zu weit werden. Sie schützen dann nicht genügend gegen neue Venenstauungen.

Der Gummistrumpf wird manchmal auch nicht gut vertragen. Das liegt entweder daran, daß er nicht gut angepaßt wurde und dadurch in den falschen Partien Druck ausübt, oder daß der Zustand des Beines das Tragen eines Gummistrumpfes noch nicht erlaubt. Bestehen nämlich Entzündungen um die tiefliegenden Venen, so ist beim Gehen der nachgiebige Druck des Gummistrumpfes nicht ausreichend, und in Ruhe wird die »unersättliche« Kompression des Gummistrumpfes als lästig empfunden. Anders dagegen, wenn es sich nur noch um eine Stauungsneigung handelt, wenn also die Gewebe nur noch einer gewissen Stütze bedürfen. Dann leistet der gut angepaßte Gummistrumpf Vorzügliches.

Der Gummistrumpf dient der Vorbeugung und Nachbehandlung von Beinleiden.

Er ist also kein Heilmittel. Erst wenn man einen durch Kompressionsverbände erreichten Zustand erhalten will, ist der Gummi-

strumpf das Mittel der Wahl. Er sollte vom Arzt angemessen oder angepaßt werden. Dabei muß die Qualität dem Grad der Stauungsneigung
angepaßt werden, die Maße müssen individuell abgenommen werden
und der Strumpf danach ausgesucht oder sogar angefertigt werden!

Die verschiedenen Gummistrümpfe

Die Gummistrümpfe wurden von der *Arbeitsgemeinschaft für
Phlebologie* in Klassen eingeteilt, die den verschiedenen Stauungsgra-
den entsprechend verordnet werden müssen (Phlebologie ist die Lehre
von den Venen und ihren Erkrankungen).

Klasse I: Mäßiges Krampfaderleiden ohne wesentliche Schwellungen, Schwangerschaftskrampfadern, Besenreiser, nach Sklerosierung oder Operation von Krampfadern.

Klasse II: Starke Krampfaderleiden oder mäßige Schwellungsneigung, venöse Mißbildungen, nach tiefer Venenthrombose,
Klappeninsuffizienz oder tiefen Venen bei unfallgeschädigten
Beinen, nach Sklerosierung oder Operation von Krampfadern
stärkeren Grades, nach Abheilung von offenem Bein.

Klasse III: Starke Schwellungsneigung oder nach Abheilung venös bedingter schwerer Beingeschwüre, Vernarbungen mit
Klappenverlust der tiefen Venen nach Thrombosen, Lymphöde-
men.

Klasse IV: Elefantiasis
Es wäre sinnlos, eine niedrigere Kompressions-Klasse zu wählen als die benötigte, weil dann alle Erscheinungsformen der
Erkrankung wiederkommen können. Anders steht es mit der
Belastung: Bei starker Belastung im Steh- oder Sitzberuf benötigt man oft eine starke Kompression. In der Freizeit hingegen,
beim Spazierengehen, Sport, Spiel und Ruhe, kann die um eine
Stufe niedrigere Kompressions-Klasse ausreichen. Unsere Patienten haben oft Kompressionsstrümpfe verschiedener Stärke,
die sie je nach ihrer Belastung wechselnd tragen.

Sogenannte Stützstrümpfe, Supphose oder Miederstrümpfe, die der Textilhandel verkauft, werden in diesem System nicht eingestuft. Ihre Kompression ist zu gering, um bei kranken Beinen eine Wirkung erkennen zu lassen. Sie sind eher für den Venengesunden gegen die Ermüdung der Beine zu empfehlen.

Sogenannte »Nachtstrümpfe« sind nach unseren Erfahrungen wirkungslos, nachts entstauen sich die Venen sowieso.

Behandlung mit Medikamenten

Wir Ärzte werden immer wieder gefragt, ob man Krampfadern, Venenentzündungen oder Thrombosen nicht auch von innen heraus mit Medikamenten oder Kräutern heilen könne.

Über die wertvollen Medikamente, welche die Gerinnungsfähigkeit des Blutes beeinflussen und hemmen, die Antikoagulantien, wurde bereits bei der klinischen Behandlung der Venenthrombose (s. S. 45/46) gesprochen. Ebenso finden Sie dort die Behandlung bereits entstandener Thrombosen in den tiefen Leitvenen mit Blutgerinnsel (Thromben) auflösenden Medikamenten (Fibrinolytika).

Antikoagulantien und Fibrinolytika sind jedoch nicht ungefährlich. Ihre Anwendung muß in der Hand erfahrener Ärzte und Kliniken liegen. Die Blutgerinnung ist ein natürlicher Vorgang, um bei Verletzungen die Gefäße abzudichten. Die Gefahr, daß gerinnungshemmende oder Gerinnsel auflösende Medikamente zu großen und tödlichen Blutungen führen können, macht ihre Anwendung in vielen Fällen, z.B. bei großen Operationen oder bei entsprechend gefährdeten Personen, unmöglich.

Es gibt noch eine große Zahl von Medikamenten, die bei Venenerkrankungen helfen: Tropfen, Tabletten oder Kapseln zum Einnehmen, andere zum Auftragen oder Einreiben der kranken Beine. Die meisten dieser Medikamente enthalten Roßkastanien- und andere Pflanzenextrakte, denen man eine abdichtende Wirkung auf die Wände der kleinsten Blutgefäße zuschreibt. Ähnlich soll das Vitamin »P«, auch Rutin genannt, das in die Gruppe der Bioflavonide gehört, durch Verstärkung der Basalmembran der Gefäßinnenwände die Gefäße weniger brüchig machen. Diesen Substanzen werden oft noch andere Medikamente zugesetzt, die auf den Gesamtkreislauf anregend wirken, wie Weißdorn, Mistel, Oleander, Maiglöckchenextrakte und ähnliches.

Eine andere Gruppe enthält in irgendeiner Zubereitung das lange schon bekannte Aspirin (Azetyl-Salizylsäure, s. S. 47). Dieses wirkt, wie man früher schon wußte, entzündungshemmend, schmerzstillend und fiebersenkend. Die kleinsten Körperchen des Blutes, kleiner und zahlreicher als die weißen und roten Blutkörperchen sind die Blutplättchen, Thrombozyten genannt. Bei gewissen Gerinnungsvorgängen leiten sie diese ein, indem sie verkleben. Dieses miteinander Verkleben kann man mit Acetyl-Salizylsäure, dem Aspirin, kurz ASS genannt, abbremsen. Nachdem man dies beobachtet hatte, hoffte man, auch bei den Venenerkrankungen auf die nicht ganz ungefährliche Gerinnungshemmung wenigstens teilweise verzichten zu können. Bei den Arterien trifft das auch weitgehend zu. Nach Operationen an den Arterien oder Herzinfarkt ist ASS unentbehrlich geworden. Leider nicht so bei den Venen. Denn deren Gerinnung geht einen anderen Weg: Da entwickeln sich aus Bestandteilen des flüssigen Blutes, dem Fibrinogen, Fibrinfäden als Beginn der Gerinnung. Auf diesen Gerinnungsvorgang hat ASS keine direkte Einwirkung. Dennoch nutzt man gern die erwähnte entzündungswidrige und schmerzlindernde Wirkung. Bei empfindlicher Magenschleimhaut wird es allerdings nicht vertragen.

Im akut entzündlichen Stadium werden Medikamente mit starker schmerz- und fiebersenkender Wirkung gegeben oder injiziert, die sonst gegen rheumatische Entzündungen eingesetzt werden. Wegen ihrer Leberbelastung und Gefahr bei Neigung zu Magen- und Zwölffingerdarmgeschwüren wird sie der Arzt nur bei dringlicher Indikation und zeitlich begrenzt anwenden.

In Salben, Cremes oder Gelees sind die gleichen Wirkstoffe enthalten, meist kommt noch ein gerinnungshemmender Stoff aus der Leber hinzu, das Heparin, oder einer aus den Blutegeln, das Hirudin. Die äußerlich aufgetragenen Medikamenten können nur in hautnahen Gefäßbezirken wirken. Im ganzen muß man sagen, daß alle diese Medikamenten unterstützend wirken, sofern sie gegen Fieber, Schmerzen, Entzündungen, zu große Durchlässigkeit der Blutgefäße oder vermehrte Gerinnungsneigung gezielt eingesetzt werden. Dennoch steht fest, daß sie nicht in der Lage sind, die Blutzirkulation in den Beinen so zu regulieren wie das Gehen im Kompressionsverband. Und die Zirkulation ist nun einmal das zentrale Problem der Beinleiden! Wenn das Blut zügig fließt, regulieren sich *alle anderen* Faktoren: Entzündungen heilen, das Gewebe erneuert sich, Blutpfropfen werden aufgesaugt, kurz, es kommt zur Gesundung. Die Medikamente, richtig eingesetzt, unterstützen die einzelnen Faktoren. Die Regulierung der Zirkulation ist die wirksamste Maßnahme.

Ist die Herzkraft nicht voll erhalten, muß das Herz als Motor für den Gesamtkreislauf behandelt und unterstützt werden. Auch andere Mängel, wie zu hoher Blutdruck oder Zuckerkrankheit, müssen bei einer Erkrankung der Venen besonders gut mitbehandelt bzw. eingestellt werden. Hormonbehandlungen, besonders mit weiblichen Keimdrüsenhormonen, setzt man während einer akuten Venenerkrankung besser aus, ebenso Behandlung mit Nebennierenrindenhormonen. Nur das Schilddrüsenhormon mit seiner stoffwechselanregenden Wirkung ist, wenn es sowieso gegeben werden sollte, günstig für die Venen.

Stark entwässernde Medikamente sollten bei Venenstauungen und Thrombosen nicht genommen werden!

Venenstauungen sind keine »Wassersucht«, die Entwässerung des Gesamtorganismus trifft ihr Problem nicht. Dagegen wird das Blut sozusagen eingedickt, es gerinnt leichter, und Blutgerinnsel schrumpfen beim Entwässern und können leichter weggeschleudert werden.

Blutegel sind ein beliebtes Mittel zur Entstauung und bringen nach Aufhören der Blutung mehrere Stunden Erleichterung. Ihre Wirkung ist jedoch örtlich und zeitlich begrenzt und ändert am Grundleiden nichts. Eine dauerhaft wirksame Entstauung ist nur nach innen, über den Kreislauf, möglich, und zwar durch die Bewegung im Druckverband. Am Unterschenkel sind Blutegel schon deshalb nicht zu empfehlen, weil bei schlecht ernährter Haut die Gefahr der Bildung von Geschwüren mit schlechter Heilungsneigung besteht.

≡ Vorbeugende Maßnahmen gegen Venenstauungen

Allgemeine Vorbeugung

Die Verbesserung der Zirkulation, besonders des Blutrückflusses, ist das Kernproblem der Beinleiden schlechthin. Eine wirksame Vorbeugung gegen die so häufig gewordenen Venenerkrankungen ist daher durch Anregung der Zirkulation möglich. Und diese wiederum ist abhängig von der Erhaltung der Funktion unseres Bewegungsapparates. Da uns die zivilisierte Lebensweise zu allzu vielem Sitzen zwingt – das beginnt schon auf der Schulbank –, müssen wir unsere Freizeit sinnvoll zum Ausgleich nutzen: Schon Kinder und Jugendliche sollten täglich einige Stunden mit Spiel und Sport im Freien verbringen. Der Mensch im Berufsleben sollte sich täglich einen Weg vor und nach der Arbeit zu Fuß gönnen. Wie oft wäre es möglich, nicht nur zur nächsten Omnibushaltestelle, sondern zur übernächsten zu gehen. Mit der Zeit wird man dabei leistungsfähiger, weil das Training Kräfte weckt und erhält. Durch Gymnastik (s. S. 151 ff.) kann man noch intensiver die berufsbedingten schädlichen Einflüsse ausgleichen.

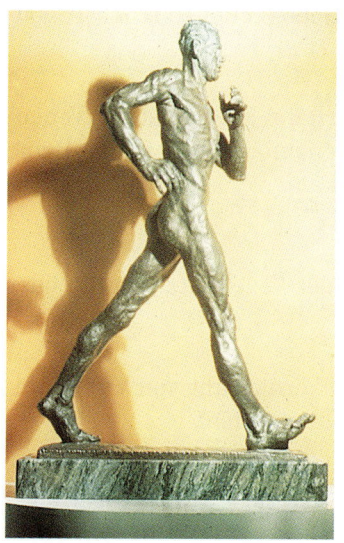

Abb. 25
Anstemmen der Zehen gegen den Boden beim Barfußgehen

Und die Hausfrauen? Und die Geschäftsfrauen? Sie werden sagen: »Aber Frau Doktor, ich bin doch den ganzen Tag auf den Füßen!« Jawohl, auf den Füßen. Aber: Sie gehen nicht. Sie gebrauchen ihre Füße nur passiv, gewissermaßen als Ständer. Sie trippeln rasch hierhin und dahin, wobei die Muskulatur nur wenig in Funktion tritt. Sehen Sie sich dagegen an, wie anders man im Freien ausschreitet, und bedenken Sie, wie sich die Atmung beim Gehen in der frischen Luft verstärkt!

Damit unser Bewegungsapparat beim Gehen seine natürlichen und wertvollen Kräfte entfalten kann, muß man gewisse Voraussetzungen erfüllen. In der zehenfreien Sandale beispielsweise werden die Muskeln nicht ruhiggestellt wie im engen, geschlossenen Schuh. Noch besser können sich die Zehen beim Barfußgehen bei jedem Schritt am Boden anstemmen (Abb. 25) und beim Wegdrücken vom Boden spreizen. Im Schuh ermöglicht der flache Absatz eine ausgiebige Pumpwirkung der Wadenmuskulatur auf die Blutgefäße. Ein hoher Absatz nimmt der Unterschenkelmuskulatur ihre Tätigkeit ab, und der spitze Schuh legt die Zehen- und Fußmuskeln lahm.

Wer muß gezielt vorbeugen?
1. Gefährdet sind Menschen aus Familien, in denen schon Venenerkrankungen vorgekommen sind.

    Dabei spielt es keine Rolle, ob es sich um Krampfadern, Venenentzündungen, Thrombosen, Lungenembolie oder offene Beine gehandelt hat. Die Veranlagung kann verschiedene Erscheinungsformen zeigen.

2. Menschen, die schon einmal eine Venenentzündung oder Thrombose durchgemacht haben.

    Sie haben die Veranlagung, und die Vernarbung von Venen hinterläßt oft eine erhöhte Krankheitsbereitschaft.

3. Personen, die bereits einen Beginn von Krampfadern in Form erweiterter und/oder geschlängelter Hautvenen zeigen, und solche, die schon eine gewisse Stauung der tiefen Venen erkennen lassen.

Die Form der Unterschenkel ist dann etwas plump, unterhalb der Wade wird das Bein zur Fessel hin nicht richtig schlank. Das Muskelrelief zeichnet sich nicht gut ab.

Gegen Abend treten leichte Schwellungen um die Knöchel auf. Drückt man nur mit dem Finger auf die Schienbeinkante, schmerzt das schon.

Wann ist man besonders gefährdet?

Bei allen Ereignissen, die die Belastung erhöhen, den Blutstrom verlangsamen und die Abwehrmechanismen des Körpers herabsetzen, also bei

— Schwangerschaft:
  Das höhere Gewicht unter veränderten hormonellen Einflüssen erfordert eine sorgfältige Beobachtung und Unterstützung des Venenstroms in den Beinen.

— Bettruhe durch Unfälle, Operationen oder Wochenbett:
  Der Blutstromverlangsamung unter Erhöhung der Gerinnungsstoffe muß entgegengewirkt werden, um die Gefahr der Thrombose gering zu halten.

— Infektionskrankheiten wie Grippe, Angina, Typhus usw.:
  Sie ändern die Reaktionsbereitschaft des Organismus. Der meist geschwächte Kreislauf begünstigt die Entstehung von thromboembolischen Erkrankungen.

Wie kann man gezielt vorbeugen?

Schon bei erkennbar bevorstehender Gefährdung sollte man Venenstauungen beseitigen:

— *Vor* einer Operation oder vor einem Wochenbett:
  Durch viel Gehen mit komprimierend bandagierten Beinen KNEIPPgüssen und abendlichem Ausstreichen der Beine.

– Bei Bettruhe (durch Unfall oder sonstige Erkrankungen): Wickeln, Muskelübungen, Atemübungen, beim Aufstehen nur mit Schuhen auftreten.

– Beim Gehen: *Richtig* gehen. Hinken ist kein Schonen, sondern ein Fehlgebrauch von Muskeln und Gelenken.

Regeln zur Vermeidung von Venenerkrankungen

Folgende Punkte sollten beachtet werden, um Venenerkrankungen zu vermeiden:

1. Der beste Weg zur Gesundheit des Fußes ist der Fußweg. Das heißt: Gehen Sie täglich! (SEUME: »Es ging alles besser, wenn man mehr ginge«).

2. Örtliche Wärme erweitert die Venen, macht sie schlaff und fördert ihre Stauung. Also keine warmen Bäder, keine warmen Fußbäder, keine Wärmflaschen an den Füßen, keine Sonnenbestrahlung der Beine.

3. KNEIPPsche Anwendungen, wie Güsse, Wassertreten, Lehmwickel, straffen Gewebe und Gefäße. Daher täglich eine Anwendung mit frischem, kaltem Wasser bei warmen Beinen, bei kalten Beinen Gefäßtraining mit wechselwarmen Güssen.

4. Schwimmen Sie bei einer Wassertemperatur zwischen 18 °C und 28 °C, mindestens ein bis zweimal wöchentlich.

5. Bei bereits eingetretenen Stauungserkrankungen hilft die Bewegung im gleichmäßigen Druckverband. Also wickeln und gehen und möglichst keine Bettruhe!

Erkrankungen der Schlagadern (Arterien)

Ursachen

Wie haben gesehen, daß die Erkrankungen der Venen auf mehreren Ursachen beruhen. Ganz ähnlich ist dies bei den Erkrankungen der Arterien. Auch für sie kennen wir keine einheitliche Ursache. Sie entstehen im wesentlichen auf dem Boden der Arteriosklerose, die das Ergebnis verschiedener, teilweise noch unbekannter Faktoren ist.

Die **Arteriosklerose** ist eine degenerative, altersbedingte Gefäßerkrankung mit einer erheblichen Stoffwechselstörung in der Gefäßwand. Sie führt zur *Einengung* der Gefäßlichtung, und es kann dabei schließlich zum völligen *Gefäßverschluß* kommen. Die Folge davon ist eine »Durchblutungsstörung«, d.h. je nach Grad der Einengung kommt es zu mangelhafter Blutzufuhr und entsprechender Sauerstoffnot in den abhängigen Geweben.

Es gibt auch ein natürliches Altern der Gefäße. Dabei wird die Arterie unelastisch und eher etwas weiter. Der deutsche Internist Professor MAX BÜRGER verglich das Blutgefäß mit einem grünen Halm, der zum Strohhalm wird. Das krankhafte Zuwachsen der Gefäßlichtung dagegen kann man sich etwa vorstellen wie das langsame Verschließen einer verrostenden und kalkansetzenden Wasserrohrleitung. Die ärztliche Wissenschaft spricht dann von einer »arteriellen Verschlußkrankheit«.

Der Zahl nach spielen die Erkrankungen der Arterien gegenüber den Erkrankungen der Venen eine weit geringere Rolle. In ihrer praktischen Bedeutung aber – denken wir an die Erkrankungen der Arterien im Gehirn (Gehirnschlag), im Herzen (Herzinfarkt) oder Bein Bein (Brand) – gehören sie zu den gefährlichsten Erkrankungen überhaupt.

Die *Arteriosklerose* finden wir im mittleren und höheren Lebensalter häufiger als in der Jugend. Auffallend ist ihre *Beziehung zum Geschlecht.* So sehen wir die arterielle Verschlußkrankheit bei Frauen praktisch nicht vor dem erlöschen ihrer Regelblutung. Ausnahmen bilden Frauen, die viel rauchen und die zuckerkrank sind.

Bei einem großen Prozentsatz der Kranken finden wir Störungen im *Zucker- und Fettstoffwechsel.* Etwa 60 % aller Gefäßkranken mit einem Brand leiden an Zuckerkrankheit (Diabetes). Diese chronische Stoffwechselstörung kann sich auf die Arteriosklerose erschwerend auswirken. Die Rolle der Fette ist noch nicht endgültig geklärt. Eindeutig fördert ein *erhöhter Blutdruck* die Arteriosklerose, besonders in kleinen Arterien.

Ein sicher vermeidbarer, beschleunigender Faktor ist das *Zigarettenrauchen.* Wer jahrelang täglich mehrere Zigaretten raucht, muß nach heutigen Statistiken mit großer Wahrscheinlichkeit im höheren Alter mit einer arteriellen Verschlußkrankheit rechnen.

Die arterielle Verschlußkrankheit trifft jüngere Menschen fast ausnahmslos nur dann, wenn sie stärkere Raucher sind. Dementsprechend bestehen auch keine Heilungschancen, wenn weiter geraucht wird.

Eine andere, unseres Erachtens wichtige Ursache für die degenerative Gefäßerkrankung ist der *Mangel an körperlicher Bewegung.* Vergleichende Untersuchungen zeigen uns immer wieder, daß Menschen mit wenig Bewegung und geringem körperlichem Sich-Ausarbeiten weit mehr zu Gefäßerkrankungen neigen als zum Beispiel Schwerarbeiter, Bauern oder Waldarbeiter. Diese verarbeiten ihre große Kalorienzahl mit teilweise hohem Fettanteil, die sie aufnehmen.

Wie bei den Venenerkrankungen finden wir auch bei ateriosklerotischen Gefäßerkrankungen eine ausgesprochen *familiäre Häufung.*

Welche Arterienerkrankungen gibt es?

Winiwarter-Bürgersche Krankheit

Während im höheren Alter arteriosklerotische Zeichen – also langsames Erstarren der Gefäße oder Engerwerden der Lichtung durch Auflagerungen – das allgemeine Krankheitsbild beherrschen, sind es in jüngeren Jahren im Gegensatz zu den degenerativen mehr entzündliche

Veränderungen der Gefäßinnenwand, die zum Verschluß der Gefäße führen. Vorwiegend handelt es sich dabei um Männer zwischen 25 und 40 Jahren, die in mehr als 90 % der Fälle starke Raucher sind. Man nennt diese Erkrankung BÜRGERsche oder WINIWARTER-BÜRGER Krankheit. Sie beginnt in der Regel in den Arterien der Zehen, des Fußes und Unterschenkels. Die Kranken klagen oft über einen dumpfen, bohrenden Schmerz im Fußgewölbe, der *nach Belastung* auftritt, oder über einen nagenden Schmerz im Bereich der Zehen. Die ersten Krankheitserscheinungen treten nicht selten während oder nach einer Grippe auf. Man sollte dann nach chronischen Vereiterungen besonders an Zähnen, Mandeln oder in Nasennebenhöhlen fahnden. Sie können als Herd die Entzündungen verschlimmern.

Diese entzündliche Form ist von der degenerativen Form der Arterienerkrankung oft nicht zu trennen, da beide Formen fließende Übergänge zeigen.

Schaufensterkrankheit; Raucherbein

Eine Arterie, deren Lichtung durch krankhaftes Zuwachsen immer enger wird, kann ihr Versorgungsgebiet nicht mehr ausreichend mit Blut, bzw. Sauerstoff versehen. Arbeitet die Beinmuskulatur kräftig, wie etwa bei raschem Gehen, braucht sie weit mehr Sauerstoff als in Ruhe. Es kommt zum Sauerstoffmangel, der Schmerzen macht. So ist das erste und wichtigste Zeichen einer arteriellen Durchblutungsstörung der *Schmerz bei Muskelbewegung*. Je mehr das Gefäß eingeengt ist, um so rascher treten beim Gehen Schmerzen auf.

Ab und zu sieht man auf der Straße ältere Männer, zuweilen auch Frauen, die langsam gehen und möglichst, um nicht aufzufallen, vor einem Schaufenster stehenbleiben. In halbscherzhafter Weise spricht man von der »Schaufensterkrankheit«. Beim stehenbleiben gleicht sich das Sauerstoffdefizit langsam wieder aus, der Schmerz verschwindet, und der Patient kann wieder weitergehen. In ähnlichem Sinne spricht man auch vom »Raucherbein«, mit dem man das gefäßkranke Bein jüngerer Menschen bezeichnet, wenn sie starke Raucher sind.

—— *Brand (Gangrän)*

Im weiteren Verlauf und bei größerer Einengung der Arterie klagen die Patienten über Schmerzen in Ruhelage (»Ruheschmerz«). Bei völligem Verschluß des zuführenden Gefäßes kommt es zum Absterben von Gewebe, dem sogenannten Brand. Tritt dieser bei der Arteriosklerose der Beingefäße älterer Menschen auf, so sprechen wir vom »Altersbrand«.

Wir unterscheiden den feuchten und den trockenen Brand. Eine Mischinfektion von Pilzen und Fäulniserregern macht den feuchten Brand gefährlich, vor allem, wenn er sich heiß anfühlt und seine Umgebung geschwollen ist. Während der feuchte Brand eine eitrig-schmierig belegte Wunde ist und grüngelblich aussieht, bezeichnet man als trockenen Brand eines Stelle von schwarzer Farbe und mit scharfer Begrenzung. Eine vom trockenen Brand befallene Zehe kann schließlich wie ein Stück Kohle abfallen, ohne eine offene Stelle zu hinterlassen.

Der Brand bei jüngeren Menschen, der »jugendliche Brand« ist immer eine schwere Krankheit. Einwirkung von Kälte kann ihn erheblich verschlimmern, jedoch nicht verursachen. Eindeutig ist aber, daß der Brand bei Rauchern und Diabetikern schwer verläuft.

Fast immer findet sich zwischen den Zehen eine Pilzerkrankung. Sie ist oft der erste Hinweis auf die Erkrankung einer Beinarterie. Ist das Nagelbett schlecht durchblutet, wird das Wachstum des Nagels gestört. Gleichzeitig entwickeln sich manchmal am Nagelbett der Zehen (und Finger!) Entzündungen, die vielfach fälschlicherweise als Nagelbettvereiterung gedeutet und behandelt werden. Dadurch geht kostbare Zeit für die richtige Behandlung verloren.

Abb. 26   Schematische Darstellung des langsamen, arteriosklerotischen Gefäß-   ▶
            verschlusses und Ausbildung von Nebenarterien im Zeitraum von 6–12 Monaten.

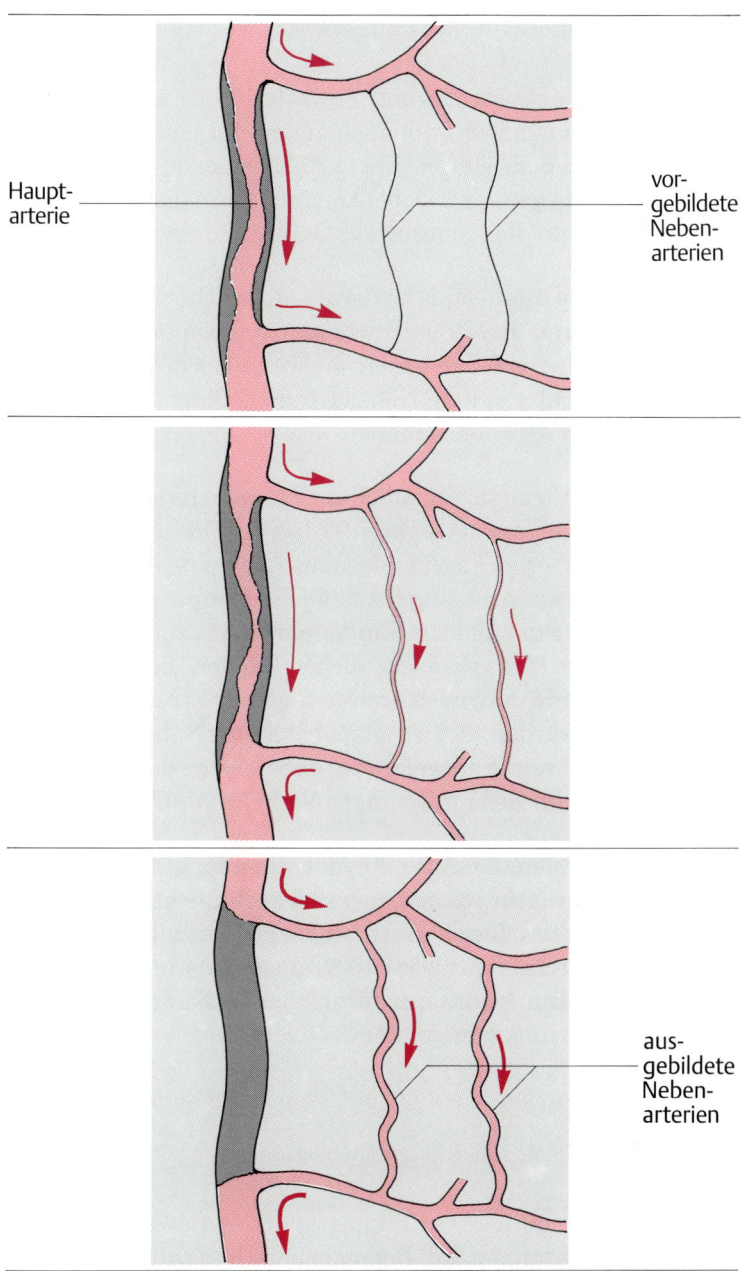

Haupt-
arterie

vor-
gebildete
Neben-
arterien

aus-
gebildete
Neben-
arterien

—— *Der langsame arterielle Gefäßverschluß*

Das Engerwerden und Zuwachsen des arteriellen Gefäßrohrs verläuft in den meisten Fällen, besonders im hohen Alter, langsam. An der Innenwand der Arterien gibt es Ablagerungen wie Wachstropfen; sie werden Plaques genannt. Dabei kommt es erst dann zu erheblichen Beschwerden, wenn die Lichtung des Gefäßes zu etwa 90 % verlegt ist.

Unser Organismus ist darauf eingerichtet, langsam eintretende Verengungen und Verschlüsse in den Arterien auszugleichen. Besonders im Bereich unserer Beine haben wir weit über dreihundert dünne, normalerweise nicht genutzte Nebenarterien. Diese Tatsache ist die große Chance für den Arterienkranken!

Verschließt sich nämlich die Hauptarterie langsam im Verlauf von Monaten oder gar von Jahren, so hat der Organismus genügend Zeit, solche Nebenarterien auszubilden und damit einen Umgehungskreislauf zu schaffen. So kann ein durch Ausfall des Hauptrohres zunächst gefährdetes Bein erhalten bleiben. Ein Vergleich aus unserem modernen Verkehrsnetz kann dies veranschaulichen: Stellen Sie sich eine große Bundesstraße vor. Sie muß nach Abnützung ihrer Straßendecke für den Verkehr gesperrt werden, er wird jetzt über kleine Nebenstraßen umgeleitet. Diese werden breiter ausgefahren, dabei fester und reichen schließlich als Umleitung für den notwendigen Verkehr aus (Abb. 26).

Da in höherem Alter die Menschen langsamer gehen und dabei ihre Beinmuskulatur wenig Sauerstoff verbraucht, bemerken viele ältere Menschen ihre arterielle Verschlußkrankheit nicht. Man nimmt heute an, daß im Durchschnitt etwa 10 % aller Menschen über sechzig Jahre eine arterielle Durchblutungsstörung haben. Nur ein Teil davon weiß es, hat Schmerzen und geht zum Arzt.

—— *Der akute Verschluß (arterielle Embolie)*

Ein dramatisches Ereignis ist der akute Verschluß. Er tritt meistens bei Herzkranken auf. Bei manchen Herzkrankheiten entstehen in der linken Herzkammer Klümpchen aus geronnenem Blut. Sie können

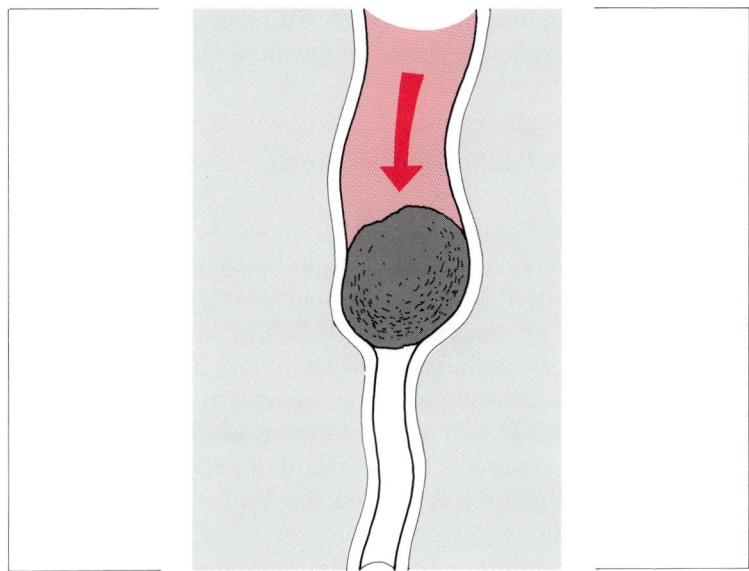

Abb. 27   Akuter Gefäßverschluß durch arterielle Embolie

abreißen und mit dem Blutstrom in die Beinarterie (ebenso natürlich auch in das Gehirn oder in den Arm) geschleudert werden. Dieser Gefäßpfropf bleibt dort stecken, wo die Lichtung der Arterie nach verschiedenen Aufzweigungen nicht mehr größer ist als er selbst. Er verschließt so das Gefäß wie der Korkpfropfen eine Flasche (Abb. 27). Die von dem betroffenen Arterienast versorgten Gewebe erhalten schlagartig keinen Sauerstoff mehr und auch in der Folgezeit keine Nährstoffe.

Was spürt man?

Der Patient fühlt am Ort des Verschlusses einen heftigen peitschenden Schmerz. Dieser bereitet sich schlagartig im ganzen, abwärts davon gelegenen Teil des Beines aus und ist so heftig, daß der Patient oft in einen regelrechten Kollapszustand gerät mit kaltem Schweißausbruch, der nicht selten bis zur Ohnmacht führt. Das Bein abwärts der Verschlußstelle wird blaß, kühl und pulslos.

Da im Gegensatz zum langsamen Verschluß der Organismus keine Zeit hatte, einen Umgehungskreislauf auszubilden, kann es beim akuten Verschluß innerhalb weniger Stunden unter quälenden Schmerzen zum Brand kommen. Daher ist ärztliche Hilfe sofort notwendig.

Sofortmaßnahmen bei akutem Verschluß

Folgende Punkte sind bei akutem Verschluß zu beachten:

1. Absolute Ruhelage. Das Bein tiefer lagern als den Körper.
2. Keine Versuche, das blasse, kalte Bein zu erwärmen! Der Zellstoffwechsel darf in dem abgesperrten Gebiet nicht angeregt werden, um das Sauerstoffdefizit nicht zu vergrößern.
3. Schmerzbekämpfung und Beruhigung des Kranken, um nicht durch Gefäßverkrampfung (Spasmen) in den angrenzenden Geweben das Gebiet der Versorgungsblockade zu vergrößern.
4. Unterstützen Sie den Kreislauf des schockbedrohten Patienten vorsichtig durch Einflößen von Kaffee oder Tee, sofern er noch schluckt.
5. Kein Herzmittel (z.B. Digitalis) ohne ausdrückliche Anordnung des Arztes! Gesteigerte Herzaktion könnte weitere Blutklümpchen aus der Herzkammer losreißen und in irgendwelche Arterien schleudern.
6. Geben Sie keine gefäßerweiternden Mittel, weil damit die gesunden Gefäßabschnitte geöffnet werden. Diese nehmen dann größere Blutmengen auf und senken dadurch den örtlichen Blutdruck, so daß noch weniger Druck vorhanden ist, der ins kranke Gebiet noch etwas Blut hineinpressen würde. Das verschlossene Gefäßgebiet kann sich ja nicht erweitern. (Die Medizin spricht dann von »Steal-Effekt« durch Senkung des Erhaltungsblutdruckes: Dem gefährdeten Gebiet wird noch Blut »gestohlen«).
7. Erwärmen können Sie dagegen das *andere* Bein- sofern es keine Durchblutungsstörungen oder Venenerkrankungen hat – und die Hüft- und Kreuzpartie des Kranken. Diese »Fernheizung« entspannt auch die Gefäße im kranken Bein ohne zu schaden.
8. Raschestens Aufnahme in einer gefäßchirurgischen Abteilung. Im günstigen Fall, wenn es sich um eine größere Arterie handelt, kann der Pfropf operativ entfernt, andernfalls eventuell mit lokaler Fibrinolyse aufgelöst werden. Es wird auch von Versuchen berichtet, solch einen Pfropfen mit Laserlicht zu durchstoßen.

—— *Arterienerweiterung (Aneurysma)*

Eine seltenere Erkrankung ist die sackförmige Erweiterung eines Arterienabschnittes. Meist ist sie die Folge einer Verletzung, die den starken Muskelmantel der Arterie durchtrennt und dabei andere Schichten unversehrt läßt. Andere Ursachen sind gewebezerstörende Krankheitsprozesse, wie z. B. Spätfolgen der Symphilis. Der starke Druck der Pulswelle gegen die Gefäßwand dehnt die geschädigte Arterienwand spindelförmig oder bis zu Apfelgröße aus.

Zwei Veränderungen kann diese Arterienerweiterung erfahren: Zum einen kann sie durch weitere Ausdehnung wie ein Luftballon, den man zu stark aufbläst, platzen. Die starke Blutung nach innen führt meist rasch zum Tode. Zum anderen können sich an der nicht mehr glatten Innenwand Blutpfropfen ablagern. Sie dichten schließlich die Wand ab und kleiden wie Schalen in mehreren Schichten den erweiterten Arterienabschnitt aus. Doch können von diesen Pfropfen kleinere oder große Teile abreißen und in periphere Verästelungen der Arterie geschleudert werden, so daß es zu akutem Verschluß kommt. Chiriurgische Behandlung ist deshalb dringend angezeigt. Sie besteht in einem Ersatz des erweiterten Arterienstücks.

War ein Leiden die Ursache der Arterienerweiterung, muß dieses anschließend behandelt werden.

—— *Gleichzeitige Erkrankung von Venen und Arterien*

Sind Arterien des Beines erkrankt, finden wir nicht selten die Venen in Mitleidenschaft gezogen. Feuchten Brand sehen wir fast immer von einer Venenentzündung begleitet.

Kommt es zu akuten Venenentzündung, können ihre Schmerzen einen »Ruheschmerz« der Arterienerkrankung vortäuschen (s. S. 115). Sanfte, exakt angelegte Bandagierung des kranken Beines läßt uns rasch die Ursache der Schmerzen erkennen: Verschwindet dieser »Ruheschmerz« nach sanftem Wickeln des Beines, dann war er durch die Entzündung der Venen bedingt und nicht durch den arteriellen Verschluß.

Wird eine Venenentzündung bei gleichzeitiger arterieller Erkrankung mit Verbänden behandelt, dann ist in erster Linie der Schweregrad der Erkrankung der Arterie maßgebend. Der Verband muß sanft gewickelt werden. Er soll den Venen gerade noch einen Halt geben und darf die Arterien auf keinen Fall einengen. Gummibinden werden schlecht vertragen. Bei Bettruhe empfiehlt sich der sanfte Druck mit der Ideal- oder Trikotschlauchbinde. Wichtig ist dann jedoch, daß die Beine nicht hochgelagert werden, wozu die Schwellung durch die Venenstauung verleiten könnte, und weder von außen erwärmt werden (also keinesfalls Bettflasche oder Heizkissen!) noch abkühlen dürfen. Man legt die Beine im Bett flach und zieht dicke Wollsocken ohne Gummirand an. Wärmezufuhr darf im Kreuz- und Lendenbereich erfolgen und ist hilfreich.

Untersuchung der Arterien

Für die Erkennung (Diagnose) von Arterienerkrankungen sind – wie bei den Venen – verschiedene Untersuchungsmethoden wichtig:

Die Vorgeschichte der Krankheit nach den Angaben des Kranken (Anamnese).

Dabei geht es um ähnliche Erkrankungen bei Eltern und Großeltern, Begleiterkrankungen wie Diabetes, zu hoher Blutdruck und Fettsucht sowie um Rauchgewohnheiten.

Weiterhin wird erfragt: Ist ein Herzinfarkt abgelaufen?

Wie tritt der Schmerz auf: beim Gehen, nach welcher Strecke? Wo breitet er sich aus? Wade – Knie – Oberschenkel – Hüfte? Der Schmerz ist ein sehr brauchbares Unterscheidungsmerkmal zwischen Arterien- und Venenerkrankungen der Beine: arteriell bedingte Schmerzen werden bei Belastung – wie etwa bei längerem Gehen – stärker, venös bedingte Schmerzen verlieren sich beim Spaziergang.

Häufig wird über Prickeln, Ameisenlaufen, Stechen, Brennen und Taubheit in den Füßen geklagt. Diese Beschwerden können Vorläufer von Gefäßerkrankungen sein, sind aber kein Anzeichen für bestehende Durchblutungsstörungen. Eher handelt es sich um Beschwerden, die durch eine Bandscheibenerkrankung ausgelöst werden. Sind bei Nacht die Füße alter Menschen auffallend warm – manche Kranke sagen, sie seien lästig heiß –, liegt meistens eine nachweisbare Arteriosklerose vor. Durchblutungsstörungen fallen eher dadurch auf, daß ein Fuß oder Unterschenkel abends blasser aussieht als der andere und sich kälter anfühlt.

Das Bild der Erkrankung
Arterienkranke Beine sind eher dünner als normale. Die Haut sieht in der Regel blaß aus, zuweilen bläulich. Die Nägel weisen, besonders bei chronischen Verschlüssen, Wachstumsstörungen auf, sind verdickt, plump und kurz. Die Haut ist dünn und glänzend.

Da Abtasten (Palpation)
Das arterienkranke Bein fühlt sich meist kühler an als die übrige Haut. Nur bei Entzündungen wird sie heiß – und das bedeutet dann eine Gefahr.

Wesentlich ist das *Tasten der Arterienpulse:* Wo eine Arterie dicht unter der Oberfläche und nahe einem Knochen liegt, kann man die vom Herzen ausgestoßene Pulswelle, fühlen. Am Handgelenk ist dies am geläufigsten, aber auch am Hals, rechts und links vom Kehlkopf, in der Drosselgrube unterhalb des Kehlkopfes, an den Schläfen, in der Ellenbeuge und der Achselhöhle sind leicht auffindbare Pulstaststellen. Für die Beine ist der Puls der Leistenbeuge entscheidend. In der Kniekehle, hinter dem Innenknöchel, vor dem Außenknöchel und schließlich auf dem Fußrücken sind Pulsationsstellen, deren Fehlen auf Verschlüsse dieser Arterien hindeuten. Zischende oder fauchende Geräusche, die der Arzt mit dem Stethoskop hören kann, weisen auf Engstellen hin.

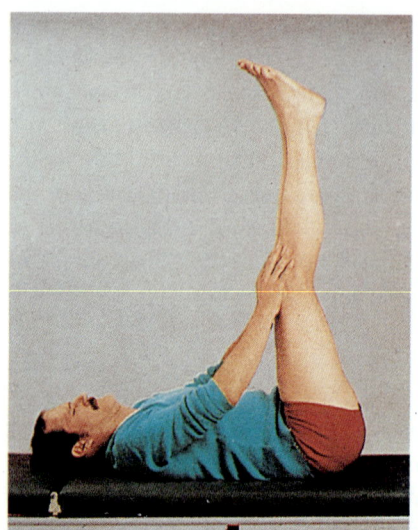 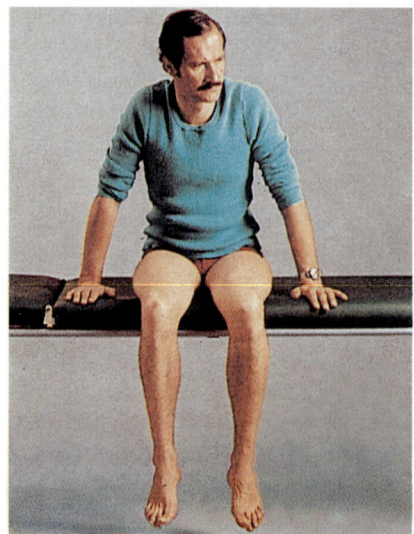

Abb. 28   Abb. 29
Rollübungen nach Ratschow (aus der Aggetalklinik von Prof. Schoop)

Bei horizontaler Lagerung des Oberkörpers werden beide Beine möglichst senkrecht hochgehalten (evtl. mit Hilfe eines Angehörigen). Mit den Füßen führt man etwa 30 bis 40 kreisende Bewegungen aus (Abb. 28). Wenn das Kreisen nicht möglich ist, bewegt man den Vorfuß auf und ab. Anschließend läßt man im Sitzen die Beine locker herabhängen (Abb. 29). Fußsohle und Zehen werden bei normal durchgängigen Arterien während der Übung nicht ganz blaß und erlangen ihre frühere Farbe innerhalb weniger Sekunden zurück. Beim Bein mit Arterienverschluß blassen während der Übung Zehen und Fußsohle zunächst stark ab und röten sich auch beim Herabhängen nur langsam, meist erst nach mehr als 20 Sekunden. Der Zeitpunkt der Wiederfüllung ist die Auffüllung der Venen am Fußrücken (s. Abb. 30 u. 31).

Das Bein mit einem Arterienverschluß blaßt rascher und stärker ab als das gesunde, oft wird es leichenfahl. Beim anschließenden Herabhängen füllen sich die sichtbaren Adern des gesunden Beines in wenigen

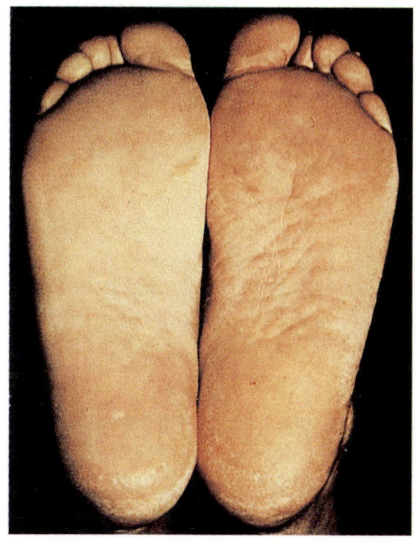 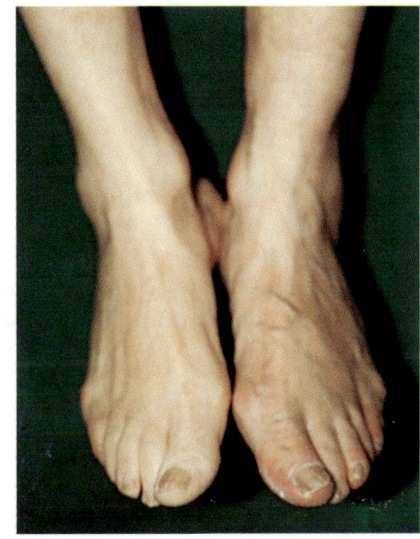

Abb. 30 Unterschiedlich durchblutete Fußsohlen

Abb. 31 Die Adern des linken Beines sind
schon wieder gefüllt. Am rechten Bein mit Arterienverschluß ist die Wiederfüllung verzögert

Sekunden wieder auf, und die rosige Farbe der Zehen kehrt zurück. Bei
Arterienverschluß ist die Auffüllung je nach Schweregrad verzögert – oft
bis zu einer Minute oder länger – und die Zehen färben sich anschließend
dunkelrot bis blaurot.

Oszillogramm

Noch genauere Kenntnis von der Durchblutung des Beines erhält man durch die Druckmessung der Arterien. Wie beim Blutdruck-
messen werden mit der Luftdruckmanschette die Arterien abgedrückt.
Während man die Luft aus der Manschette langsam ausströmen läßt,
zeigt ein Meßgerät, wie weit die Arterien bei der Pulswelle ausgedehnt
werden. Man kann diese Messung gleichzeitig an beiden Beinen und an
verschieden hohen Meßstellen vornehmen. Dann erhält man Werte, die
einen Schluß auf Ort und Ausdehnung des Arterienverschlusses erlauben. Allerdings hat man bei dieser Methode nur eine Zusammenfassung
des Querschnitts aller Arterien in diesem Abschnitt. Über den Zustand

einzelner Äste, – z.B. ob einer total verschlossen ist, gibt die Messung keine Auskunft, ebensowenig über die Leistung kleiner Umgehungswege der kleinen und kleinsten Arterienäste.

Die Messung nach Belastung mit 40 Mal Zehenstand zeigt die Durchblutungsreserven.

Ultraschall – Druckmessung
Die Messung des Druckes in den einzelnen Arterien gibt Auskunft über den Blutdurchfluß, damit über die Schwere der Durchblutungsstörung:

Eine Sonde, die Ultraschallwellen aussendet, setzt man auf die einzelnen Arterienäste auf. Der elektronisch verstärkte Reflex dieser Wellen ist hörbar. Pulsationen hört man immer, solange das Bein lebensfähig ist. Man mißt nun den Druck mit Hilfe einer Blutdruckmanschette in jeder Fußarterie und vergleicht ihn mit dem allgemeinen Blutdruck im Arm: Der Druck der Fußarterien muß im Liegen 10–30 mm höher liegen als der Gesamtblutdruck.

Arteriographie
Sie ist vor allem dann notwendig, wenn geklärt werden muß, ob eventuell eine operative Wiederherstellung der Strombahn möglich ist. Eine in die Arterie der Leistenbeuge oder in den unterhalb des Zwerchfells gelegenen Teil der Hauptschlagader (Bauchaorta) eingespritzte Kontrastflüssigkeit läßt beim Röntgen erkennen, wo der Verschluß sitzt, welche Ausdehnung er hat, ob schon Umgehungswege (Kollateralen) gebildet sind, und wie die Arterie jenseits des Verschlusses noch Durchgang hat. Ferner läßt sich erkennen, ob die Wände der übrigen Arterien schon Auflagerungen und Engstellen haben, was die Möglichkeit der Operation einschränkt.

═══ Behandlung bei arterieller Verschlußkrankheit

Erkrankungen der Beinarterien und ihre Folgen gehören ausschließlich in ärztliche Behandlung. Der Arzt wird in schweren Fällen entscheiden, ob Behandlung beim Spezialarzt oder im Krankenhaus notwendig ist.

Das können Sie beitragen!

Einige wichtige Punkte der Allgemeinbehandlung müssen der Patient und seine Angehörigen jedoch wissen:

Auf jeden Fall muß die Besserung der Durchblutung erreicht werden. Dies hängt bei der Verschlußkrankheit vor allem von der Zunahme und Erweiterung der Umgehungswege ab. Die Besserung zeigt sich an der länger werdenden Gehstrecke – das ist der Weg, der bis zum Eintreten des Schmerzes zurückgelegt werden kann – oder am Abheilen eines Brandes.

Wichtige Behandlungsmöglichkeiten, diese Umgehungswege auszubilden, sind aktives Gefäßtraining sowie Geh- und Muskeltraining (s. S. 119 ff.).

Ein arteriell zu wenig versorgtes Bein darf keinesfalls hochgelagert werden! Diese Maßnahme würde den Blutzufluß noch mehr erschweren. Zur Erleichterung des Blutzustromes soll das Bein im Bett leicht abwärts liegen. Man kann dazu entweder die Bettpfosten am Kopfende höher stellen (z. B. auf ein bis zwei Ziegelsteine oder auf einen breiten Holzklotz) oder den Fußteil der Matratze herausnehmen und durch eine Wolldecke ersetzen. Man muß darauf achten, daß die Fersen nicht durchgelegen werden. Eventuell unterlegt man ein Hirsekissen oder Lammfell. Die Patienten mit Brand oder Verschlüssen von Unterschenkelarterien spüren selbst, daß Tieflagern des erkrankten Beines ihre Schmerzen lindert, uns sie setzen sich bei starken Schmerzen oft auf den Bettrand und lassen die Beine herabhängen.

Nicht selten ist – besonders im höheren Alter – die arterielle Verschlußkrankheit mit einer akuten oder chronischen Venenentzündung kombiniert (s. S. 109). Dann ist Tieflagern ungünstig, da bei längerer Dauer das Bein erheblich anschwillt. Am einfachsten überläßt man die Entscheidung dem Kranken selbst: Die Lagerung, die der Patient am angenehmsten empfindet, ist für ihn die beste. Bewährt hat sich besonders bei Ruheschmerz die Wechsellagerung, d. h., man legt das Bein zehn bis fünfzehn Minuten lang im Bett flach und dann, warm eingepackt, zehn bis 20 Sekunden auf einen niedrigen Hocker neben dem Bett.

Das erkrankte Bein muß sorgsam vor Nässe und Auskühlung geschützt werden. Geeignet dafür ist ein lockerer und ausreichend großer Wollstrumpf. Kunstfasern lassen den Fuß feucht werden und verursachen Wärmeverlust. Einengende Strumpf- oder Sockenhalter sind streng zu vermeiden. Das Schuhwerk muß ausreichend weit sein. Enges schnüren würde die bereits beeinträchtigte Blutzirkulation im Fuß zusätzlich vermindern. In der kalten Jahreszeit empfiehlt sich ein weiter Stiefel aus Filz oder Fell.

Auch im Bett muß das kranke, kalte Bein mit einem weiten, dicken Wollstrumpf, der am besten gehäkelt wird, vor Kälte geschützt oder in eine leichte Wolldecke (am besten aus Mohairwolle) eingepackt werden. Wärme darf nur im Kreuz zugeführt werden, sei es durch Wärmflasche oder Heizkissen, die man unter die Kreuzgegend legt. Im Kreuz sind die Reflexzonen für das Bein.

■ Beine nur warmhalten, keine örtliche Wärme zuführen!

Im Winter packt man den Fuß in Watte ein. Direkte Erwärmung der Füße führt zur Erschlaffung der venösen Hautgefäße und steigert den Gewebestoffwechsel. Es kann zu einem noch größeren Mißverhältnis zwischen Sauerstoffangebot und Sauerstoffnachfrage kommen. Dann droht die Gefahr des Gewebetodes. Indirekte Wärmezufuhr ist möglich durch Wärmflasche oder Lichtbogen am Rumpf, heiße Armbäder, Sitzbäder und heiße Getränke, evt. mit Alkohol. Dies ist also im Gegensatz zum Nikotin nicht verboten. Er soll aber auch nicht als Heilmittel empfohlen werden. Es wäre ein zweifelhafter Erfolg, wenn wir aus dem Raucher einen Trinker machen würden.

Warme Vollbäder sind für den Gefäßkranken ebenso schädlich wie warme Fußbäder.

Die Haut muß sorgsam vor Verletzungen bewahrt werden. Darauf muß man besonders bei der Nagelpflege achten. Pilzbefall zwischen den Zehen muß der Kranke konsequent nach ärztlicher Anweisung behandeln, damit die Pilzerkrankung keine Infektionsquelle bilden kann. Infektionen breiten sich in den schlecht durchbluteten Bezirken des Fußes besonders rasch und bösartig aus und können zum Verlust des Beines führen. Hartnäckiger Pilzbefall, schlecht heilende Pediküreverletzungen und die bereits erwähnten Nagelbettvereiterungen sind oft erste Zeichen einer arteriellen Mangeldurchblutung, bei der falsche Behandlungsmaßnahmen – wie heiße Fußbäder oder Entfernung des Nagels – verheerende Folgen haben können.

Vom Brand befallene Zehen kann man durch ein Gestell vom Druck der Bettdecke entlasten.

Die *Ernährung* ermöglicht dem Gefäßkranken, sein Leiden in gewissem Grade selbst zu beeinflussen. So muß er die tägliche Fettmenge auf etwa 60 g einschränken, wobei ein wesentlicher Anteil aus sogenannten ungesättigten Fettsäuren bestehen sollte, wie sie in kaltgeschlagenen Ölen vorhanden sind. Bei Fettsucht, Übergewicht, Bluthochdruck, Gicht und Diabetes ist die Ernährung genau nach ärztlicher Anweisung durchzuführen.

Eine wichtige Voraussetzung für die erfolgreiche Behandlung ist das sofortige Einstellen des Rauchens. Nikotin ist ein starkes Gefäßgift, und seine Bedeutung für die Entstehung der arteriellen Verschlußkrankheit ist erwiesen. Gibt der Kranke das Rauchen sofort auf, kann er (und nur dann) damit rechnen, daß seine Gefäßkrankheit zum Stillstand kommt bzw. weniger schnell fortschreitet.

Bindegewebsmassage in der Kreuz- und Lendenpartie und sogenannte Fernteilbäder unterstützen die bereits angeführten Maßnahmen oft wirksam. Ihre Ausführungen setzen ärztliche Anordnung und Überwachung voraus.

Medikamente

Frühere Versuche, mit Medikamenten die gesamte Blutbahn zu erweitern, sind heute nicht mehr aktuell, weil durch die Erweiterung aller Bahnen der Druck in dem kranken Gebiet absinkt und gerade dieses dann noch weniger Blut und damit Sauerstoff erhält. Man nennt das den Steal-Effekt von Englisch: steal = stehlen. Heute gibt es Medikamente, die die Fließeigenschaften des Blutes verbessern. Sie machen die roten Blutkörperchen, die ja der Sauerstoffträger sind, elastischer, so daß sie sich auch in verengten Gefäßabschnitten noch hindurchschlängeln können. Es gibt noch andere Mittel, zum Beispiel aus dem Pflanzenreich, wie Extrakte aus dem Gingkobaum, die auf die kleinsten Gefäße wirken sollen. Solche Medikamente muß man langfristig nehmen, um einen Erfolg zu sehen. Auch hier sind sie, wie bei den Venen, niemals die einzige Therapie, sie unterstützen aber die anderen Maßnahmen.

Wichtig ist auch, wenn eine andere Krankheit zugrunde liegt, deren optimale Behandlung. Beispielsweise muß die Zuckerkrankheit besonders gut eingestellt werden.

—— *Aktives Gefäßtraining:*
Rollübungen nach Professor RATSCHOW

Die Rollübungen wie auf S. 112 beschrieben, sind als Gefäßgymnastik geeignet und sollten morgens und abends zwei Mal ausgeführt werden.

Durch diese Rollübungen kommt es beim anschließenden Aufsitzen zu einer stoßartigen Mehrdurchblutung und damit zu einer kräftigen Steigerung der Strömungsgeschwindigkeit in den Umgehungswegen. Auf diese Weise fördert man ihre Ausbildung und Erweiterung. Der Kranke kann die Zeitspanne bis zum Wiedereintreten der Hautröte und Venenfüllung und damit die Zeichen einer Besserung seines Leidens selbst beobachten. Am wirksamsten lassen sich die Umgehungswege durch Training der jenseits des Verschlusses gelegenen Muskulatur vermehren. (Eine Ausnahme bildet der feuchte Brand, bei dem man nicht trainieren soll.)

—— *Geh- und Muskeltraining*

Das *Gehtraining* sollte mehrmals am Tage eine halbe bis eine Stunde lang durchgeführt werden. Der Patient geht eine bestimmte Strecke in flottem Tempo (etwa 120 Schritt/Min.), bis der Schmerz einsetzt. Beim ersten Einsetzen des Schmerzes bleibt er stehen (versucht also nicht etwa, noch weiter zu humpeln, bis er nicht mehr kann, denn Schmerz bedeutet Sauerstoffnot!) und wartet, bis der Schmerz aufhört. Dann geht er wieder flott »seine« Gehstrecke. Der Übende kann bei diesem systematischen Training beobachten, wie seine Gehstrecke von Woche zu Woche länger wird.

Zwischendurch, bei naßkaltem Wetter oder bei Kranken, die aus anderen Gründen nicht mehr viel gehen können, spielt das *Muskeltraining* eine nicht zu unterschätzende Rolle: Man erhebt sich rasch 20 Mal hintereinander in den Zehenstand und wiederholt dies stündlich. Auch diese Übung wird nur bis zur Schmerzgrenze durchgeführt, lieber öfter wiederholt.

Regeln zur Behandlung von Arterienerkrankungen
Bei Arterienerkrankungen ist folgendermaßen vorzugehen:

1. Rauchen sofort aufgeben.
2. Tägliche Übungen: Fußrollen, Muskeltraining in Form von Zehenstand, Gehen bis zur Schmerzgrenze.
3. Das erkrankte Bein warmhalten und vor Kälte und Nässe schützen.
4. Lagern Sie die Beine tief.
5. Keine örtliche Wärmezufuhr.
6. Nehmen Sie fettarme Kost zu sich.
7. Ziehen Sie keine einengenden Strumpf- oder Sockenhalter an, sondern bequeme Strümpfe und Schuhe, im Winter Wollsocken und gefütterte, weite, weiche Schuhe.
8. Konsultieren Sie regelmäßig Ihren Arzt und lassen dabei Stoffwechsel und Herzleistung überprüfen (wegen Diabetes bzw. Infarktgefahr).

—— *Operationen bei arterieller Verschlußkrankheit*

Voruntersuchung

Um die Möglichkeit einer operativen Wiedereröffnung der Strombahn beurteilen zu können, braucht man eine Arteriographie: Man füllt die Arterien des Beines mit Kontrastmittel (Jodsalzlösung) auf und sieht dann im Röntgenbild Sitz und Ausdehnung des oder der Verschlüsse, die Umgehungswege und schließlich die Wandbeschaffenheit der noch durchflossenen Arterien. Wichtig ist zu erkennen, ob jenseits des Verschlusses noch eine Lichtung der Arterie besteht.

Für eine Operation geeignet sind Arterien,

- die den größeren Stämmen angehören, also Bauchaorta, Bekken- und Oberschenkelarterien bis einschließlich der Kniekehle
- deren Verschluß begrenzt ist auf eine nicht zu lange Strecke
- die im übrigen noch glatt begrenzt sind und keine Auflagerungen ihrer Innenwände zeigen
- bei denen der Abfluß jenseits des Verschlusses gewährleistet ist.

—— *Die gebräuchlichsten Operationen*

Ein kurzstreckiger Verschluß kann ausgeräumt werden, ja nach Lage und Ausdehnung. Es gibt auch die Ausräumung mit dem Ballonkatheter, wie bei der Venenthrombose beschrieben (s. S. 45). Dies ist nur möglich, wenn der Inhalt der verschlossenen Gefäßstrecke weich ist, z. B. bei einem frisch hineingeschleuderten Blutpfropf oder bei nur fettigen Wandauflagerungen.

Auch die Anlage einer Umgehungsarterie, der »Bypass«, ist möglich. Dabei wird der begrenzte Verschluß überbrückt mit einem Venenstück, das man dem Patienten herausoperiert, das in der Regel von der Vena saphena magna stammt.

Beim Arterienersatz wird das verschlossene Stück der Arterie herausgenommen und durch eine Kunststoffader, meist Dacron, ersetzt.

Das *Dottern* ist der kleinste Eingriff der Gefäßoperationen. Er heißt nach seinem Erfinder. Ein feiner, vorn abgerundeter Gummikatheter wird in die Arterie eingeführt und drängt bei seinem Weg nach vorn die Massen an Wandauflagerungen aus Fett und Blutgerinnseln zur Seite. Der nachfolgende pulsierende Blutstrom hält dann die Lichtung offen, oft über Monate oder gar Jahre.

Operation an den Gefäßnerven

Bei Erkrankungen kleiner und kleinster Arterien, wie sie bei Zuckerkrankheit vorkommen, spielen Verkrampfungen (Spasmen) eine Rolle mit. Entfernt man in einem solchen Fall die Nervenknoten des sympathischen Nervensystems im Bereich der Lendenwirbelsäule oder schält man die Arterie in der Leistenbeuge von ihrem sympathischen Nervengeflecht aus, erhält man 3–4 Monate eine Weitstellung der kleinsten Gefäße.

Das reicht dann, um ein diabetisches Geschwür an den Zehen oder der Ferse zu heilen. Sind größere Arterien befallen, bringt diese Operation keinen Nutzen.

Wer kann operiert werden?

Leider kann man nur einem kleinen Teil der Kranken mit einer Operation helfen. Bei den meisten erfaßt die Erkrankung mehr oder weniger das ganze arterielle System, oder die Verschlüsse sind sehr zahlreich. Sehr viele liegen auch weit am Rand, so daß man sie nicht operieren kann. Auch sind die Erkrankten vielfach zusätzlich schwerkranke Diabetiker oder Menschen in hohem Alter, so daß eine Operation zu riskant ist.

Heilung durch Operation?

Unmittelbar nach der Operation ist die Strombahn wieder offen, die Durchblutung einwandfrei. Mit einem chirurgischen Eingriff läßt sich die Grundkrankheit jedoch nicht heilen. Der Patient muß nach einer Gefäßoperation alles tun, um nicht neue Arterienverschlüsse zu bekommen. Selbst ein Bypass, eine Ersatzarterie oder eine ausgeräumte Arterie können sich wieder verschließen.

Der Kranke muß also auch nach einer Gefäßoperation so leben wie der nicht operierte Arterienkranke.

Vorbeugende Maßnahmen gegen Arterienerkrankungen

Gefäßkrankheiten sind Dauererkrankungen. Sie müssen mit Geduld und Vorsicht konsequent behandelt werden.

Da sich bei jedem allmählich entstehenden Gefäßverschluß ein Umgehungskreislauf bildet, ist es möglich, die Ausbildung dieser Nebenbahnen mit geeigneten Maßnahmen zu fördern. Damit können wir bei rechtzeitig einsetzender Behandlung die Beine *in den meisten Fällen erhalten*. Nur noch selten benötigt man heute die Amputation als lebensrettende Maßnahme, während sie noch vor wenigen Jahrzehnten oft die einzig mögliche Behandlung darstellte.

Wichtig sind tägliche körperliche Arbeit und Bewegung. Eine Übung in der Woche oder im Monat ist wirkungslos.

Um vorhandene Ablagerungen von Stoffwechselschlacken zu verringern, ist täglich *aktives* schwitzen, z. B. durch einen Waldlauf oder Holzhacken, hervorragend geeignet.

Sport in verschiedener Form sollte vor allem in der Jugend selbstverständlich sein, aber auch in späteren Jahren nicht gänzlich aufhören. Wir wissen, daß gerade das körperliche Training *nach* dem vierzigsten Lebensjahr die einzige, heute bekannte Möglichkeit bietet, die natürlichen Alterungsvorgänge, auch des Gefäßsystems, zu bremsen. Der Bewegungsmangel des modernen Menschen wird uns in seiner möglichen Auswirkung sofort bewußt, wenn wir uns vor Augen halten, daß sich bei starker körperlicher Belastung etwa 90 % aller Stoffwechselvorgänge in unserer Skelettmuskulatur abspielen. Ebenfalls vorbeugend wirkt sich die nach Qualität und Menge richtig bemessene Ernährung aus. In erster Linie sollte sie fettarm sein.

Eindämmung der nervösen Überbelastung, des Mißbrauches von Gemußmitteln und vor allem der Nikotinsucht, der bereits die Jugend in erschreckendem Maß erliegt, sind weitere wichtige Aufgaben der Vorbeugung. Wenn auch heute rechtzeitig einsetzende nicht operative Maßnahmen und chirurgische Kunst viele Beine vor der Amputation retten können, so könnte das Nikotin diesen Fortschritt in den kommenden Jahren zunichte machen.

Zuckerkrankheit und hoher Blutdruck sind seit langer Zeit als mitverantwortlich für die Entwicklung der Ateriosklerose und peripherer Gefäßerkrankungen bekannt. Regelmäßig und früh einsetzende ärztliche Behandlung ist die beste Vorbeugung.

Regeln zur Vermeidung von Arterienerkrankungen
1. Nicht rauchen
2. Täglich körperliche Bewegung und Übungen.
3. Täglich einmal aktiv schwitzen.
4. Essen Sie fettarm, reduzieren Sie Ihr Übergewicht.
5. Warme Bäder vermeiden, dafür brausen. Keine Wechselfußbäder.
6. Achten Sie auf kleinste Verletzungen (Pediküre).
7. Fußpilzerkrankungen konsequent behandeln.

Fußleiden

≡ **Erkrankungen und Deformitäten der Füße und Fußgelenke**

≡ Kaltfuß, Blausucht der Unterschenkel und Frostschäden

Hier handelt es sich nicht um organische Durchblutungstörungen, sondern um meist konstitutionell und durch veränderte Gefäßspannung bedingte funktionelle Durchblutungsstörungen der Haut an Händen und Füßen mit häufig gleichzeitig vermehrter Schweißsekretion und bläulicher Verfärbung. Darunter leiden vorwiegend magere, vegetativ labile Menschen. Meist sind es vorwiegend junge Menschen in der Pubertät und Frauen in den Wechseljahren. Sie sind empfindlich gegen Kälte und Nässe. Dabei sind diese keineswegs die Ursache von Kaltfuß und Frostbeulen; sie wirken sich nur schädlich aus, weil das Gefäßsystem nicht normal reagiert. Die Blutgefäße selbst sind nicht krank. Die kritischen Kältegrade bewegen sich knapp um null Grad oder darüber.

Pilzinfektionen zwischen den Zehen werden von der Fehlregulation begünstigt. Zu ernsten Ernährungsstörungen der Haut kommt es nur bei zusätzlichen organischen Veränderungen der zuführenden Aterien. Auch in gelähmten Beinen und beim Ischias finden wir oft die Haut kalt und ihre Durchblutung vermindert.

Was kann man dagegen tun?

Zur Behandlung bewähren sich Einreibungen mit jod- und kampferhaltigen Salben. Besonders zu empfehlen ist ein Gefäßtraining nach der KNEIPPschen Methode, wie Wechselgüsse.

Der Patient sollte sich angewöhnen, jeden morgen eine solche Anwendung durchzuführen. Nur monatelange, besser jahrelange Behandlung kann bei diesem Leiden zum Erfolg führen. Den Winter über kann der Patient wöchentlich einmal die Sauna aufsuchen, im Sommer ein bis zweimal jede Woche zum Schwimmen gehen. Dabei muß er den Aufenthalt im kalten Wasser immer wieder durch heißes Duschen unterbrechen, damit er nicht unterkühlt. Gegen jede Unterkühlung muß er sich schützen, da seine Fähigkeit zur Wiedererwärmung vermindert ist.

Bei Einsetzen kühler Witterung sollte er Wollstrümpfe und Handschuhe tragen. Bei großer Kälte sind Fausthandschuhe am besten. Im übrigen sollte der entsprechend veranlagte Patient regelmäßig Bewegungssport treiben – was auch seinen meist niedrigen Blutdruck günstig beeinflußt.

Falsch ist es, diese kalten Hände und Füße am Ofen, mit der Wärmflasche oder am Heizkissen zu erwärmen. Die an sich schlaffen Gefäße verlieren den Rest ihrer Spannkraft, die Erwärmung hält nicht an, und die Neigung zu Frostschäden wird gesteigert.

Kaltfuß und Frostbeulen dürfen nicht verwechselt werden mit einer Erfrierung zweiten oder dritten Grades. Dort führen die Einwirkungen von starker Kälte, also mehrere Grade unter Null, zu einem direkten Einfrieren der Gewebesäfte, so daß jeder Stoffwechsel aufhört. Es kommt in wenigen Stunden zum – meist trockenen – Brand.

Pilzerkrankungen

Pilzerkrankungen der Füße sind zu einer Epidemie geworden. Meist beginnen sie mit Juckreiz zwischen den Zehen. Man sieht Bläschen, dann kleine Risse und sich ablösende Haut. Durch Reiben und Kratzen entstehen oft Entzündungen.

Die Pilzinfektion wird am häufigsten in Badeanstalten übertragen und dann in der Familie durch Badematten usw. verbreitet. Die Pilzfäden sind mikroskopisch klein. Sie leben und vermehren sich am besten in feuchter, aufgequollener Haut. Dieser Haut fehlt auch der Säuremantel, der die gesunde Haut gegen vielerlei Krankheitserreger schützt.

Pilzbefall der Nägel entwickelt sich häufig nach einer Verletzung des Nagelbettes, z. B. durch Quetschung. Eine weitere wichtige Ursache für Pilzerkrankungen der Nägel sind arterielle Durchblutungsstörungen. Oft bilden sie den ersten Hinweis auf eine Erkrankung der Beinarterie. Im schlecht durchbluteten Nagelbett ist das Wachstum des Nagels gestört, und er wird anfällig gegen Erkrankungen.

—— *Welche Behandlung ist hier angebracht?*

Äußerlich

Akute Pilzinfektionen sollten vom Arzt behandelt werden. Zu Beginn oder im chronischen Stadium kann man sich eines der in der Apotheke erhältlichen Pilzmittel (Salben, Puder, Tinkturen) besorgen. Damit behandelt man morgens und abends die befallenen Stellen. Abends werden die Füße mit kaltem Wasser abgewaschen und besonders zwischen den Zehen gut abgetrocknet. Warmes Wasser und Seife begünstigen die Verquellung der Haut und zerstören deren Säuremantel. Die Strümpfe müssen täglich gewechselt werden. Sie sollten aus Baumwolle oder Wolle sein, weil die vollsynthetischen Fasern die Ausdünstungen der Haut nicht genügend aufsaugen, so daß sie stets etwas feucht bleibt. Feuchtigkeit und Wärme sind ideale Bedingungen für Pilze.

Soweit es im täglichen Berufsleben möglich ist, sollte man vor allem im Sommer Sandalen tragen, weil darin die Füße leichter trocken bleiben. Die Schuhe sollten aus sogenanntem atmungsaktivem Leder bestehen, damit die Weiterverdunstung der Hautabsonderung nicht sehr gebremst wird. Auch synthetische Materialien für Oberleder oder Sohle sind nachteilig. Die Pilzerkrankung muß über mehrere Monate behandelt werden, auch wenn sich keine krankhaften Erscheinungen mehr zeigen. Die Sporen der Pilze sind sehr widerstandsfähig und führen leicht zu Rückfällen.

■   Im Haus sollte der pilzkranke Patient nicht barfuß gehen.

Besonders in den Wasch- und Baderäumen der Familie oder einer Wohngemeinschaft darf er nur seine eigenen Pantoffeln oder Sandalen benützen. Der Pilz befällt oft auch Fuß- und Fingernägel. Sie werden dick, bekommen ein trübes bis dunkles Aussehen, und schließlich findet man die Nagelplatte bröckelig, etwa wie morsches Holz. Der Volksmund bezeichnet sie treffend als »Holznägel«. In der Nagelplatte kann der Pilz nur schwer abgetötet werden. Die Hornsubstanz, von der er lebt, schützt ihn. Am besten schneidet oder feilt man den Nagel ab, soweit er nicht mehr mit seiner Unterlage, dem Nagelbett, verwachsen ist. Dann gräbt man mit einem Nagelreiniger das bröckelige Material der von den Pilzen zerstörten Hornschichten heraus, bis das Nagelbett soweit als möglich freiliegt. Dabei darf die Haut nicht verletzt werden, nicht bluten, und das Reinigen sollte nicht weh tun.

Danach wird das so gereinigte Nagelbett morgens und abends mit einer Pilztinktur gepinselt. Jede Woche wird neu gebildetes, weiches Hornmaterial abgetragen und die Nagelplatte so weit gekürzt, wie sie nicht mit dem Nagelbett verwachsen ist.

Wird ein Nagel schwarz, muß der Arzt entscheiden, ob er nicht abgenommen werden sollte, um eine Nagelbettvereiterung oder Pilzinfektion zu verhüten.

Innere Behandlung

Zur Pilzabwehr gibt es auch innerlich einzunehmende Medikamente, sie enthalten gewöhnlich Griseofulvin. Leider ist die Verträglichkeit von seiten der Leber nicht gut, so daß man sie nur im Notfall verordnet, z.B. bei Pilzbefall der Fingernägel eines in der Lebensmittelbranche arbeitenden Menschen. Die Mittel müssen mindestens acht bis zwölf Monate lang eingenommen werden.

Fußschweiß

Bei manchen Menschen sondern die Füße – gelegentlich auch die Hände – übermäßig Feuchtigkeit ab. Die Haut quillt dann auf, so daß sie anfällig gegen Pilzerkrankungen wird. Ständig feuchte Füße führen auch leicht zu Erkältungskrankheiten. Besonders unangenehm ist die Erkrankung durch den Geruch. Socken und Schuhe werden von der Sekretion angegriffen und verderben rasch.

Aus allen diesen Gründen ist die Reduzierung der Schweißsekretion auf ein normales Maß anzustreben. Die Behandlung sollte durch den Arzt erfolgen.

Was können Sie dagegen tun?

Man muß die Haut trocknen und so ihrem Verquellen entgegenwirken. Jeden Morgen wird ein Paar frischgewaschene Strümpfe angezogen, die innen mit Fußpuder bestäubt wurden. Die Strümpfe dürfen nicht aus vollsynthetischer Faser sein, weil diese Fasern den Schweiß nicht aufsaugen. Am besten sind Socken aus Baumwolle.

Die Schuhe müssen eine Wasserverdunstung zulassen, also dürfen keine Gummistiefel getragen werden, und beim Straßenschuh sollen die Sohlen aus Leder sein. Hat man gummiähnliche Sohlen, ist luftdurchlässiges Oberleder, z.B. gelocht oder geflochten besser, dazu eine Einlegesohle aus Stroh oder Spezialfasern. Wenn es die Außentemperatur erlaubt, geht man am besten in zehenfreien Sandalen, evtl. mit Wollsocken. abends werden die Füße kurz mit kaltem Wasser *ohne Seife* abgewaschen, gut, auch zwischen den Zehen, abgetrocknet und anschließend eingepudert; ebenso nach einem warmen Bad.

Der übermäßigen Schweißsekretion liegt oft eine Erkrankung innerer Organe zugrunde; dies muß durch eine Untersuchung geklärt werden. Die erhöhte Schweißbildung kann auch Ausdruck einer vegetativen Fehlsteuerung sein. Meist leiden nervöse Jugendliche darunter. Um ihr Nervensystem zu stabilisieren, sollten sie viel schlafen, sich viel in frischer Luft bewegen, das Rauchen einstellen und den Gebrauch von Genußmitteln einschränken.

Der Volksmeinung, Fußschweiß dürfe nicht gestoppt werden, wird dabei insofern Rechnung getragen, als die Absonderung nicht unterbunden, sondern lediglich reguliert, d.h. auf das normale Maß zurückgeführt wird.

Deformitäten der Füße

Warum sind gesunde Füße so wichtig?

Wir haben einen ärztlichen Lehrfilm über Fuß- und Beinkrankheiten gedreht. Zum Vergleich mit dem kranken Bein sollte ein Paar gesunder Füße und Beine gefilmt werden. Wir wandten uns an eine Berufsschule. Die jungen Mädchen gingen mit Schwung und Grazie an uns vorbei. Bei näherer Untersuchung war das Resultat niederschmetternd: An jedem Fuß waren Hühneraugen zu sehen, es gab Schwielen, verbogene und versteifte Zehen, Knick-Senk-Spreiz-Füße, Bänderschwäche;

kurz und gut: unter etwa 100 Mädchen dieser Schule fanden wir schließlich zwei, die gesunde Füße hatten, und auch diese zeigten schon Druckstellen auf einzelnen Zehen.

Wie kommt es, daß so viele junge Menschen schon deformierte Füße haben? Und was wird mit ihnen sein, wenn sie 40, 60 oder gar 80 Jahre alt sind? Noch tun den 20jährigen ihre verformten Füße nicht weh. Aber in ein paar Jahren wird das eine der jungen Mädchen, die wir in der Schule gesehen haben, einen Haushalt haben, Mann und Kinder und eine Menge Arbeit. Das andere hat vielleicht einen Geschäftsmann geheiratet. Zehn bis zwölf Stunden steht die junge Frau dann täglich hinter dem Ladentisch oder noch länger am Buffet. Ein drittes Mädchen hat möglicherweise bei einem Arzt, Zahnarzt oder Architekten ihre Lebensaufgabe gefunden und steht als seine Mitarbeiterin den langen Arbeitstag im Labor, im Sprechzimmer, im Atelier.

Aus ist's dann meist mit Schwung, Tanzen und Springen bis vielleicht auf eine Stunde Gymnastik in der Woche – wenn überhaupt. Der Tag besteht für die Füße aus Stehen, hastigem Trippeln hierhin oder dorthin oder aus langem Sitzen. Ein richtig schwungvolles Ausschreiten gibt es nur noch selten. Die Füße dieser jungen Mädchen und Frauen, die wir, kaum ausgewachsen, schon als verformt kennengelernt haben, werden jetzt fast nur noch gleichförmig belastet.

Die junge Frau wird älter, und die über- und fehlbelasteten Fußgelenke tun abends weh. Sie unternimmt zwar einiges gegen die Entzündung, macht Umschläge, reibt ein, bestrahlt. Das geht eine Zeitlang gut, doch dann werden auch diese Maßnahmen nicht mehr ausreichen, um die Beschwerden zu beheben. Die Gelenke haben sich unter der einförmigen Fehlbelastung mit der Zeit verändert. Jede Bewegung, jede Belastung tut weh und wird möglichst vermieden.

»Abnützung« hört man dann, »nichts mehr zu machen«. Und dabei sollte das Älterwerden doch gar nicht weh tun!

Was sich am Fußgelenk abspielt, kann die gleiche junge Frau am Kniegelenk erleben. Wenn es schon in den Fundamenten, im Fußgelenk, nicht stimmt, dann steht auch die Achse des Kniegelenks schief, d.h. es wird fehlbelastet. Diese Fehlbelastung kann sich fortsetzen bis ins Hüftgelenk, in die Wirbelsäule und in die zwischen den Wirbeln liegenden Bandscheiben.

So wird verständlich, daß es gar nicht gleichgültig ist, ob ein Kind einen Knickfuß hat oder nicht. Andere Fußdeformitäten führen im übrigen zu ganz ähnlichen Entwicklungen. Freilich endet nicht jeder Knick- oder Senkfuß im Rollstuhl. Der schiefe Turm von Pisa ist auch noch nicht umgefallen, und doch kennen wir keinen Architekten, der ihn seinen statischen Berechnungen zugrunde legen würde.

Auch in der Medizin nennt man den Aufbau und die Belastungsfähigkeit der Gelenke übereinander »Statik«. Sie kann günstige oder ungünstige Voraussetzungen zeigen, die man zwar nicht errechnen, aber doch abschätzen kann. Von der Statik im Bauwesen unterscheidet sich die Statik des menschlichen Körpers einerseits durch die Dynamik, also

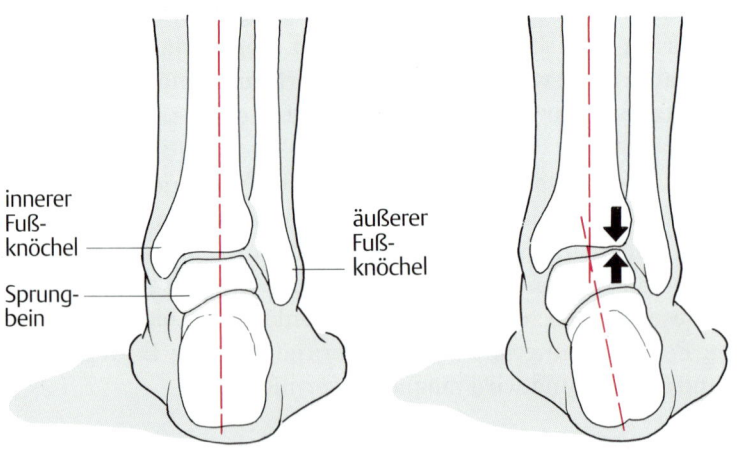

innerer Fuß-knöchel

äußerer Fuß-knöchel

Sprung-bein

Abb. 32   zeigt den äußeren und inneren Fußknöchel, die mit dem Sprungbein das Sprunggelenk bilden. Knickt der Fuß nach innen, verkantet sich das Sprungbein und führt zu einer Fehlbelastung. Die Gelenkbänder der Innenseite werden gezerrt, die der Außenseite gestaucht durch die Funktion und die Kräfte der Bewegung, andererseits durch die Regenerationsfähigkeit und die Reaktionslage des Organismus. Wir haben es ja mit etwas Lebendigem zu tun. Und das dürfen wir bei unseren Betrachtungen nicht außer acht lassen, bei denen es um die Verhütung von Fußschäden und um ihre Behandlung geht.

Wer kann Fehlbildungen bekommen?

Davon kann jedes Kind betroffen werden, das mit etwas schwachem Bindegewebe zur Welt kommt – und das ist die Mehrzahl aller Kinder – und dessen Binde- und Stützgewebe nicht gekräftigt oder sogar durch Fehler in der Behandlung geschwächt werden.

Senk- (Platt-) und Spreizfüße

Aus dem Schwachfuß des Kindes entwickelt sich eine sehr häufig anzutreffende Deformierung: der Senk- oder Plattfuß. Das Längsgewölbe des Fußes sinkt ab, wenn seine Muskeln und Bänder es nicht mehr tragen können. Der Senkfuß kommt häufig zusammen mit dem Knickfuß vor (Abb. 32 und 33).

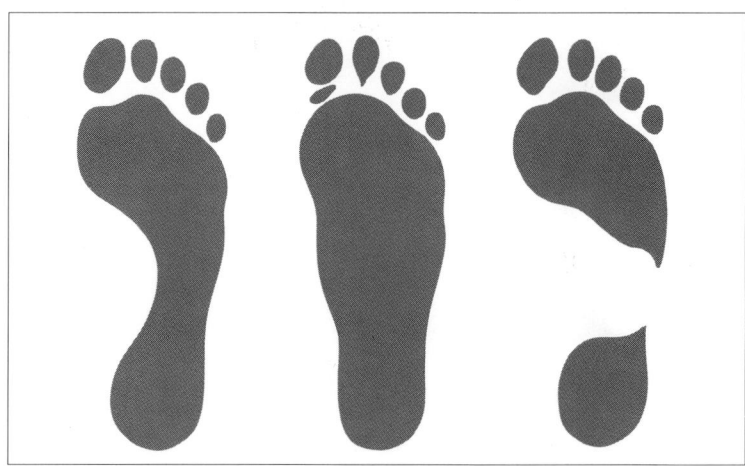

Abb. 33   Gesunder Fuß, Plattfuß, Hohlfuß

Unser modernes Schuhwerk gibt dem Mittelfuß keine Führung, er liegt bei allen Pumps, Slippers, Ballerinen- oder den ausgeschnittenen Trotteurschuhen frei. Die Zehen dagegen werden eng zusammengezwängt. Die logische Folge davon ist, daß die Zehen, die sich beim Abrollen spreizen müßten, im spitzen Schuh die Mittelfußknochen auseinanderstemmen: Es kommt zum *Spreizfuß*.

Die Gelenkköpfchen der mittleren Mittelfußknochen senken sich und werden zur Auftrittfläche. Dafür sind sie aber nicht gebaut. Unter dem allzustarken Druck entzünden sich die Zehengrundgelenke und können große Schmerzen bereiten. Auch *Hornschwielen* auf der Fußsohle sind eine häufige, schmerzhafte Folge der Spreizfußbildung.

Sinken die Mittelfußköpfchen ab, müssen sich die mittleren Zehen verlängern. Beim Abrollen des Fußes im Schuh krümmen sich die Zehen zu einer Art Kralle. Man nennt diese gestauchten Zehen auch *Hammerzehen*. Die Kleinzehe legt sich zudem nach einwärts um. Auf diese Vorsprünge, welche die Gelenke der Zehen nun bilden, drückt das Oberleder des Schuhs. Die Antwort der gedrückten Gewebe ist eine Horn-

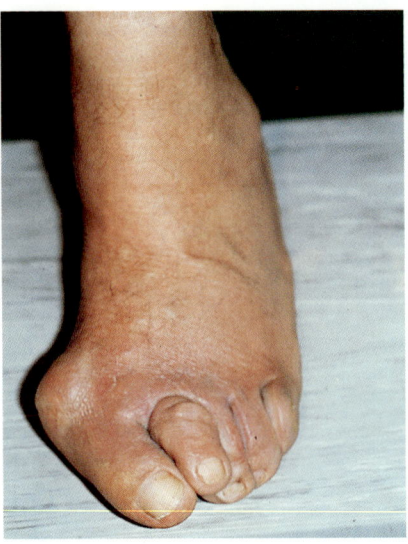

Abb. 34
Der Ballenfuß

schwiele, in der sich ein kleiner harter Kegel wie ein Dorn bildet: das *Hühnerauge*. (Der Name kommt von »hürnen Auge« = Hornauge).

Die Zehenarbeit ist beim Spreizfuß minimal, da die Muskulatur, welche die Zehen halten soll, verkümmert. So treten die Zehen beim Auseinanderweichen der Mittelfußknochen gegeneinander zusammen, oft auch übereinander. Durch den Druck des Schuhes entzünden sich noch das Großzehengrundgelenk und seine Schleimbeutel. Dann sprechen wir vom *entzündlichen Ballenfuß* (Abb. 34).

—— *Wie kann man die Entwicklung des Fußes beim Kind fördern?*

Der Säugling

Die Gelenke des ganz kleinen Kindes sind noch sehr weich. Sie haben sicher schon alle einen Säugling gesehen, der mühelos seine Zehen in den Mund steckt (Abb. 35). Versuchen Sie das bitte einmal in höherem Alter! Nicht nur die proportional längeren Beine erschweren dies, sondern Ihre Beweglichkeit hat eben seit damals nachgelassen.

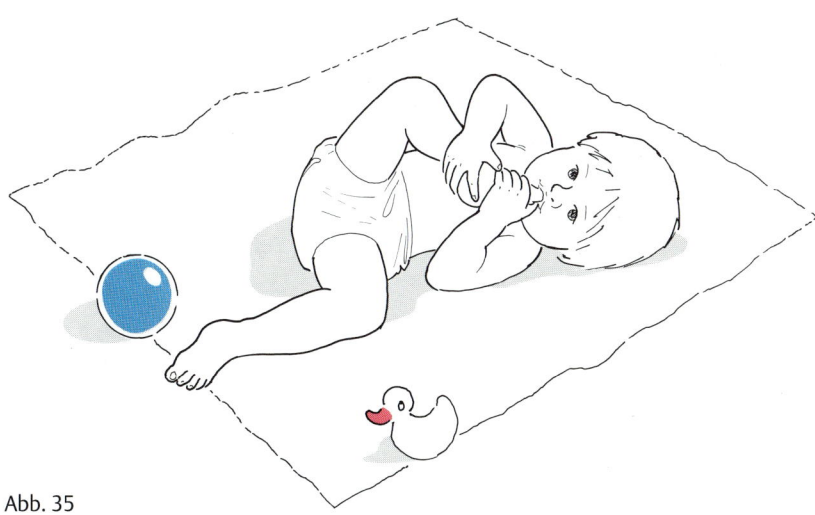

Abb. 35

Dem kleinen Kind schaden die weichen und zarten Gelenke nicht, es will ihre Beweglichkeit üben und strampelt deshalb so munter. Der Säugling muß seinem Bewegungsdrang folgen können, damit sich seine Muskeln kräftigen. Man darf ihn nicht durch festes Zudecken einengen, da sich die Hüftgelenke am besten in einer vom Säugling instinktiv bevorzugten Stellung ausbilden: angezogene Knie und gespreizte Oberschenkel.

Lassen Sie also dem Kind genügend Bewegung! Damit verhüten Sie spätere Beinschäden.

Noch belastet der kleine Mensch seine Gelenke nicht. Und sie dürfen auch so lange nicht belastet werden, bis das Kind sich von selbst aufrichtet, zu sitzen, zu stehen und zu gehen anfängt. Jede verfrühte Belastung schädigt die noch weichen Gewebe der Gelenke und Knochen. Sie verformen und verbiegen sich, so daß *O- und X-Beine* entstehen. Die allzu ungeduldige Mutter kann einen Schaden fürs Leben anrichten, wenn sie ihr Kind zu früh aufsetzt oder auf die Beine stellt.

Auch die Wirbelsäule wird häufig geschädigt durch zu frühe statische Belastung, z.B. beim Tragen mit dem sogenannten »Känguruh-Sack«. Das Kind, dessen Rückenmuskulatur noch nicht kräftig genug ist, das Eigengewicht zu tragen und zu stützen, muß solange liegen, bis es selbst mit seiner Muskulatur den Kopf halten und den Rücken strecken kann, d.h. daß es sich selbst aufsetzt und ohne Stütze sitzen kann. Sonst legen wir schon in dem Alter den Grundstein für spätere Wirbelsäulen- und Bandscheibenerkrankungen. Der Hinweis auf derartige Gebräuche bei den Naturvölkern ist nicht stichhaltig, weil die spätere Belastung in Schule und Beruf in unserer Zivilisation nicht verglichen werden kann mit derjenigen dieser Völker.

Das Kleinkind

Es hat sich also aufgerichtet und versucht, noch wackelig und unsicher, seine ersten Schritte zu machen (s. Abb. 36). Entzückt und eifrig besorgt jetzt die junge Mutter »schöne, feste Stiefelchen« damit es »einen guten Stand« habe, wie sie meint. Und so legt sie einen weiteren Grundstein für die Fußschwäche des Kindes. Wie das Kleine nämlich im Strampeln seine Muskeln geübt hat, so möchte es jetzt das Gleichgewicht

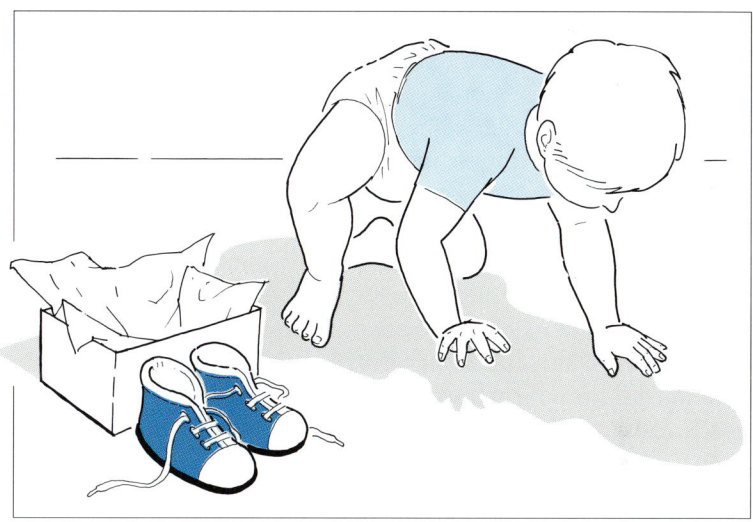

Abb. 36

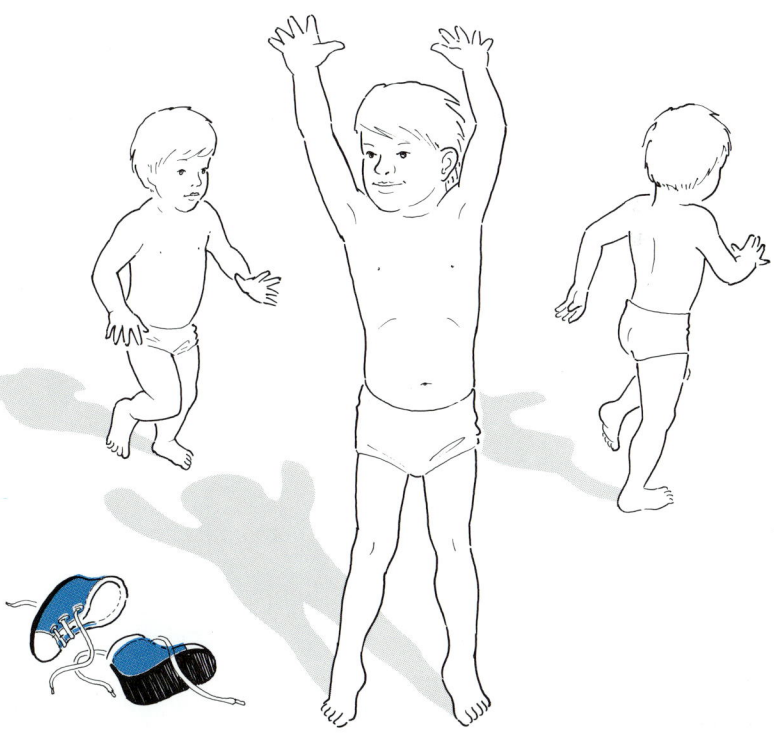

halten, das Zusammenspiel der Muskeln und die Belastbarkeit der Gelenke üben.

Sehen Sie dem kleinen Kind in seinem zweiten Lebensjahr einmal zu, wenn es keine Schuhe trägt und unbemerkt spielt. Sie können dann beobachten, wie es schon im Sitzen seine Füßchen auf- und abbewegt, sie aus- und einwärts dreht. Auch die winzigen Zehen werden auf- und abbewegt, gespreizt und eingerollt. Läuft es dann herum, ist keine Bewegung gleich der anderen. Es geht auf dem Fußballen, es tänzelt, es streckt sich in den hohen Zehenstand, um alsbald wieder zu hocken oder zu krabbeln. Das ist dauernde Fußgymnastik. Durchblutung und Wachstum werden ständig angeregt. Die Beweglichkeit, in keiner Richtung eingeschränkt, wird geübt. Die Muskeln gedeihen prächtig bei einem solchen Training (s. Abb. 36, 37).

Ziehen Sie aber dem Kleinkind feste Schuhe an, mit Sohlen, die es mit seinem noch geringen Gewicht nicht abbiegen kann (Abb. 38), so

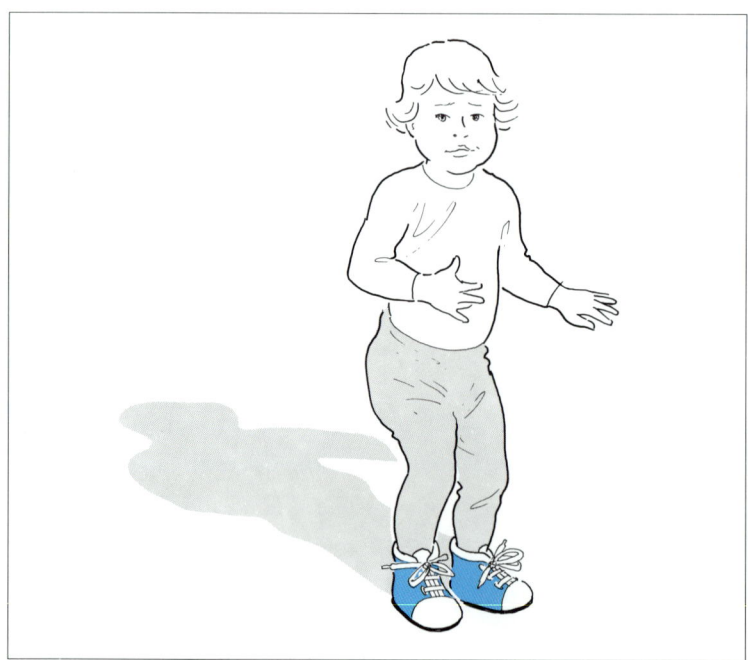

Abb. 36

ist der Fuß darin wie in einem Gips- oder Schienenverband festgehalten. Mit krummen Knien, gebeugten Hüften und steifen Fußgelenken wakkelt das kleine Wesen dann unbeholfen daher. Alle Grazie der tänzelnden Bewegung ist einem plumpen Tapsen gewichen. Nun ist den Fußmuskeln ihr freies Spiel genommen, die Bewegungsfähigkeit eingeschränkt.

Die Folge davon ist, daß die Muskeln sich nur noch unvollkommen entwickeln, ihre Kraft größtenteils verlorengeht. Auch die Gelenkbänder und Sehnen müssen das Gelenk nicht mehr so stark stützen, denn der Schuh tut dies ja. So werden sie ebenfalls untüchtig und geben nach. Was nicht geübt wird, das verkümmert! Das ist eine alte Erkenntnis. So kann man geradezu beobachten, wie sich der kindliche Schwachfuß entwickelt: Das Fußgewölbe, das von kräftigen Muskeln getragen werden sollte, sinkt ein. Das normale, gesunde Fuß- und Kniegelenk wird von einer spannkräftigen Muskulatur und einem festen Sehnen- und Bandapparat in gerader Stellung gehalten. Bei der Fußschwäche geben die Bänder der Gelenke nach, das Fußgelenk kippt um zum *Knickfuß* mit nach innen vorspringenden Knöcheln, und das Knie knickt ein, meist zum X-Bein.

Die Entwicklung des Schwachfußes ist eine häufige Erscheinung. Ihr kann man damit begegnen, daß man dem Fuß des Kleinkindes seine volle Bewegungsfreiheit läßt, so daß es die natürlichen Kräfte entfalten kann. Am besten übt sich der Fuß auf rauhem, naturgewachsenem Boden, auf der Wiese, in Wald und Feld und am Strand. Wenn diese Gelegenheiten fehlen, übt das Kind auch gerne in der Wohnung, im Hof und auf der Straße seine Fußmuskulatur im Spiel, vorausgesetzt, daß es sich frei bewegen kann. Wenn Witterung oder hygienische Verhältnisse eine Fußbekleidung erfordern, muß sie so beschaffen sein, daß das Abrollen des Fußes nicht behindert wird, die Sohle also ganz weich ist, und die Zehen Platz haben, um sich spreizen zu können.

Lassen Sie also die Kleinkinder barfuß gehen, wann und wo immer es möglich ist!

Hebt sich ein Kind mit bänderschwachem Knick-Senk-Fuß auf die Fußspitzen, bildet sich das vorher nicht mehr intakte Fußgewölbe. Kann es dies bei Spielen an einem Vormittag 100mal tun, am besten

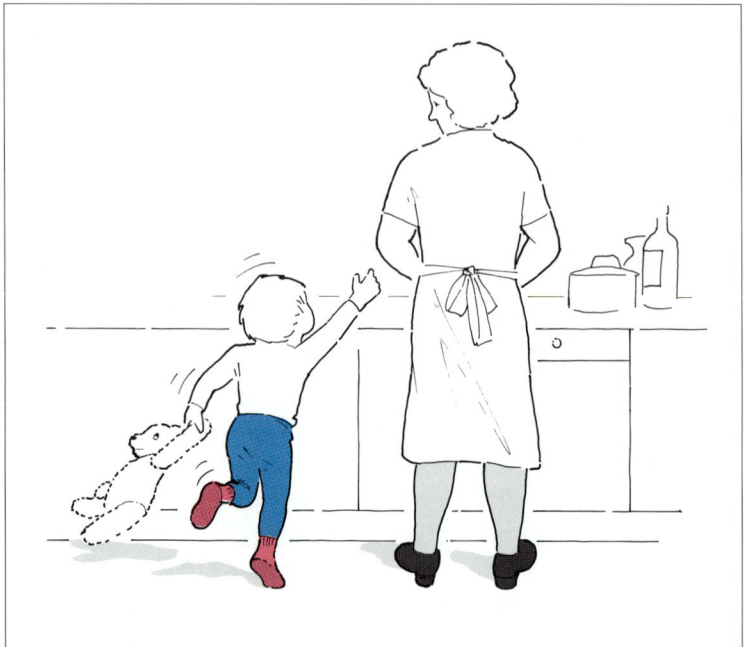

Abb. 39

unbewußt, wenn seine Lieblingsspielsachen hoch oben hängen oder liegen, kann man schon in wenigen Monaten das Fußgewölbe wiederhergestellt sehen (Abb. 39).

Gegen die *X-Beinstellung* der Knie hat sich bewährt, das Kind
bei allen Spielen im Sitzen dazu anzuhalten, den Schneidersitz einzunehmen. Der Rücken soll dabei gestreckt sein.

Als Fußbekleidung eignen sich gestrickte Hüttenschuhe mit
ganz weichem Leder als Sohle. Man kann auch auf Wollsocken aus einem
Stück Handschuhleder eine Sohle aufnähen (Abb. 40). Die heute im Handel erhältlichen Socken mit rutschfesten Gumminoppen auf der Sohle
sind geradezu optimal. Im Sommer gibt es nichts Besseres als die KNEIPP-
Sandale – sofern sie eine leicht biegsame Sohle hat. Darin sind Zehenarbeit und Abrollbewegung nur wenig behindert. Aber selbst der Schlecht-
wetterschuh muß biegsam und sein Zehenteil breit sein. Die modischen
spitzen Kinderschuhe sind eine Sünde an der Jugend! Die Gesundheit

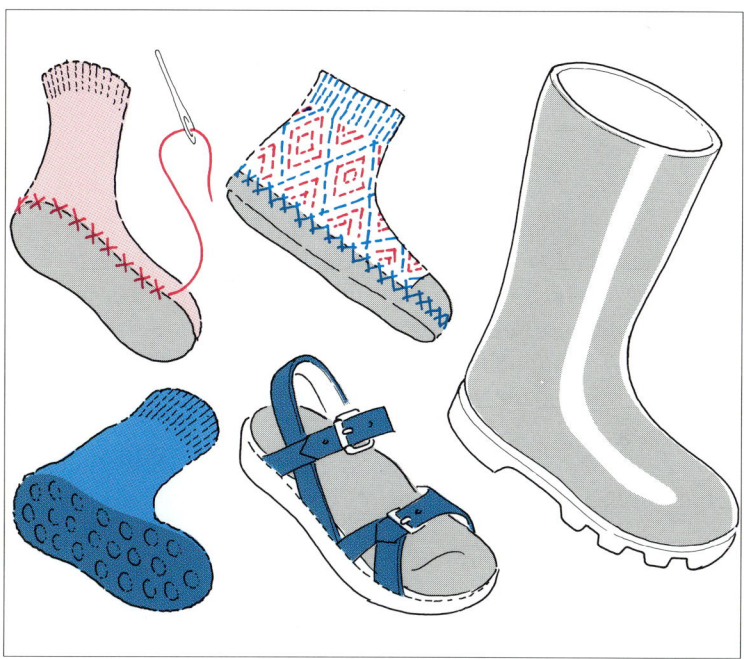

Abb. 40

der Füße ist ein so wertvolles Gut, daß man seine Kinder nicht durch oberflächliches Nachahmen (»weil's Mode ist«) um diesen Besitz bringen darf.

Sehen Sie sich die normalen Fuß- und Zehenformen des Kindes an und dann die Form der Schuhe! Die Einengung der Zehen führt dazu, daß die Muskeln des Fußgewölbes verkümmern. Ein Kleinkind, das zehenschmale Schuhe trägt, wird schon in jugendlichem Alter einen Spreizfuß haben und in mittleren Jahren einen *Ballenfuß* (Hallux valgus). Trägt das junge Mädchen dazu noch hohe Absätze, bleiben Knie- und Hüftgelenk beim Gehen gebeugt. Im Rücken entwickelt sich ein Hohlkreuz mit seinen schädlichen Auswirkungen auf die Bandscheiben der Wirbelsäule und auf die Bauchorgane.

Das Schulkind
Wird das Kind größer, wird die Gelegenheit zum Barfußgehen immer seltener. Jetzt kann man aber systematisch die Fußmuskeln

durch Gymnastik üben. Auch sollte man die gesamte Muskulatur in Kindheit und Jugend trainieren, z.B. durch Hüpf- und Springübungen, Turnen, Wandern und Schwimmen. Springseil und Ballspiele sollten wieder zur Freizeitbeschäftigung der Kinder gehören.

Anders dagegen, wenn sich aus dem Schwachfuß schon krankhafte Fehlstellungen entwickelt haben. Hier muß der Arzt eingreifen. Er kann die Korrektur mittels Plattfußeinlage oft nicht umgehen. Manchmal, in schweren Fällen, wird sogar eine Operation notwendig. Die Plattfußeinlage stützt den Fuß nur ab. Sie kann die Gewölbesenkung nicht heilen, aber schädliche Folgen für die Gelenke verhindern, wenn diese dann nicht mehr ungleich abgenützt werden.

Heilen können, gerade im jugendlichen Alter, lediglich Barfußgehen und Gymnastik.

— Das können Sie gegen Ihre Fußbeschwerden tun!

Im Gegensatz zum Kind gebraucht der Erwachsene, besonders der ältere Mensch, seine Füße gleichförmig und passiv. Beobachtet man eine Hausfrau beim Bügeln oder eine Geschäftsfrau im Laden, fällt einem auf, daß sie einmal hier steht und einmal dort. Bei den winzigen Trippelschritten bewegt sie kaum ihr Fußgelenk, betätigt ihre Muskulatur fast nicht. Ihre Beine sind passiv und werden wie Ständer benützt, ganz im Gegensatz zum Kind, das hüpft, auf und ab wippt und seine Füße aktiv gebraucht.

Die Füße eines Menschen in höheren Lebensjahren, der fast den ganzen Tag auf den ebenen, harten Böden unserer Häuser und Straßen steht, brauchen meist eine passive Stütze in Form eines festen Schuhes, weil seine Muskeln ihre Haltefunktion nicht mehr in vollem Umfang leisten können. Diesem Menschen sei auch Erleichterung durch einen Absatz von etwa 3 cm Höhe zugestanden. Er sollte aber keinesfalls in Hausschuhen arbeiten, weil sich der Fuß beim passiven Gebrauch darin verformt. Dies führt ganz allgemein zu Fußbeschwerden.

Im Urlaub dagegen, an Sonn- und Feiertagen, sollte auch der Erwachsene seinen Füßen Urlaub gönnen und wieder das freie Muskelspiel seiner Füße üben. Auf Wiesen, Feldern und im Wald sollte er gehen, barfuß oder in der zehenfreien Sandale.

Das Tragen von Turn- und Sportschuhe wie zum Tennis und Jogging ist gut, wenn der Zehenteil des Schuhes breit genug ist. Die geringe Absatzhöhe und die Biegsamkeit der Sohle gewährleisten die intensive Muskeltätigkeit. Ein guter Sportschuh umgreift satt den Mittelfuß und gibt damit die notwendige Führung.

Das »richtige« Gehen bewirkt nicht nur den achsengerechten Gebrauch der belasteten Gelenke, sondern bildet auch die Muskulatur gleichmäßig aus. Die Haltung gleicht dann den klassischen Vorbildern, der Gang ist anmutig. Wo noch Wasser am Brunnen geholt und auf dem Kopf nach Hause getragen wird, zeigen die Mädchen und Frauen mit der Last auf dem Kopf eine schöne, mühelos aufrechte Haltung, die Wirbelsäule schwingt beim Gehen um ihre Längsachse, der Gang ist weich. Versucht bei uns eine Frau einen Wassertopf auf dem Kopf zu balancieren, gelingt es ihr selten. Der Gang ist zu staksig, die Haltung nicht aufrecht genug. Auf dem Bild des Gehers sieht man den aktiven, schwungvollen Gang: Die Haltung ist aufrecht, Schultern und Hüften schwingen gegeneinander, die Gelenke werden beim Ausschreiten vollkommen gestreckt. Die Zehen stemmen sich beim Abrollen gegen den Boden.

Der Absatz als »Gehhilfe«?
Der Absatz soll das Gehen erleichtern. Er nimmt der Wadenmuskulatur einen Teil ihrer Arbeit beim Gehen ab. Der Weg, den die Ferse auf und ab zurücklegt, wird gekürzt. Welche Folgen hat nun eine solche Entlastung?

Die Wadenmuskulatur verkürzt sich bei regelmäßigem Tragen höherer Absätze rasch. Man spürt dann beim Barfußgehen Ermüdung in den verkürzten und wenig geübten Wadenmuskeln. Durch den höheren Absatz arbeitet die Beinmuskulatur weniger. Ihre Beteiligung an der Entleerung der Venen wird geringer. Das bedeutet, daß der wichtige Muskelmotor für den Venenstrom nur ungenügend eingesetzt wird. Au-

ßerdem werden Kniegelenk und Hüfte beim Gehen nicht mehr voll gestreckt.

Eine weitere Folge des hohen Absatzes ist die Verlagerung des
ganzen Gewichtes auf den Vorfuß. Schon bei 4–5 cm hohen Absätzen
haben die Mittelfußköpfchen mehr Belastung auszuhalten als die stabile
Ferse. Auch dies führt mit der Zeit zu schmerzenden Gelenkerkrankungen der Mittelfußköpfchen. Beobachten Sie bitte eine Frau, die auf sehr
hohen, schmalen Absätzen geht. Das Fußgelenk wackelt bei jedem
Schritt während der Belastung nach außen und innen. Die Standfläche
ist zu klein. Die Gelenkbänder werden passiv gezerrt und damit gelok-
kert. Der Fuß neigt zum häufigen »Umknicken«. In der Jugend merkt
man davon nicht viel – oder man will nichts merken, aber im Lauf der
Jahre bilden sich an den Gelenkbändern Verdickungen, die schließlich
schmerzen, wenn sie in Entzündung übergehen.

Regeln für den Schuheinkauf
Beim Schuhwerk des Erwachsenen ist auf folgende Punkte zu
achten:

1. Der Schuh soll Fersenbein und Mittelfuß satt umschließen.
2. Er sollte den Zehen breiten Raum lassen für ihre Arbeit.
3. Die Sohle soll gut biegsam sein.
4. Der Absatz soll möglichst breit und niedrig sein.

Erkrankungen der Fußgelenke

Arthrosis deformans

Fehlgestellte und falsch gebrauchte Gelenke werden nicht auf ihrer gesamten Tragfläche belastet. Einzelne Partien des Knorpelüberzuges der Gelenkfläche werden damit sehr starkem Druck ausgesetzt, andere kaum beansprucht. Die zugehörigen Sehnen und Haltebänder werden einseitig überlastet, oft noch verdreht und gezerrt. Dies führt zu entzündlichen Reaktionen rings um die Gelenke: Sie schwellen an.

An verschiedenen Gelenken kommt es zu gleichen oder zumindest ähnlichen Krankheitsbildern. So sehen wir nach jahrelanger einseitiger Belastung, z. B. durch einen Plattfuß oder durch ein X-Bein, Druckschäden an den Gelenken und an ihren Bändern. Durch Verschieben der Knochen gegeneinander entstehen ungleiche Gelenkflächen. Unter diesem Überdruck werden Knorpelbestandteile zerrieben, die Zellen sterben schneller ab als unter normaler Belastung und können nicht so rasch regenerieren, wie sie zerstört werden.

Auch in der Technik kennt man den Zustand, daß ein Gelenk nicht »achsengerecht« gebraucht wird. Man bemüht sich dann sofort, dies zu berichtigen, weil sonst, wie die Mechanik sagt, die »Lager ausschlagen«. Wir sind nun allerdings ein Gebilde aus lebenden, nachwachsenden Zellen. Unsere Lager schlagen nicht gleich aus, dafür kann man sie aber auch nicht alle austauschen. Der Organismus versucht, an der überlasteten Stelle die zugrundegehenden Zellen rascher zu ersetzen. Eine Zeitlang gelingt ihm das auch. Doch die neuen Zellen stehen gleich wieder unter zu starkem Druck, sterben daher rascher ab und bilden dadurch einen neuen Wachstumsreiz. Dieser Reiz steigert sich nach und nach bis zur Entzündung.

Im Verlauf dieser Entzündung wird das Gelenk schließlich umgeformt. Die Gelenkflächen sind dann abgeschliffen, an den Rändern haben sich Zacken und Wülste gebildet. Die Beweglichkeit wird immer geringer. Anfangs geht es mit dem »Einlaufen« noch, d. h. nach einigen Schritten wird das Gelenk wieder beweglich. Mit der Zeit versteift das Gelenk unter großen Schmerzen. Fuß-, Knie- und Hüftgelenk, ja sogar noch die Wirbelsäule, bilden dabei eine statische Einheit. Jedes Gelenk kann nur dann ohne Schaden belastet werden, wenn das darunterliegende einwandfrei funktioniert.

Diese Gelenkveränderungen, die vorwiegend durch übermäßige und falsche Belastung des Beines entstehen, nennen wir *Arthrosis*. Kommt es dabei zu Formveränderungen des Gelenkes – wir können das am häufigsten am Kniegelenk beobachten –, sprechen wir von *Arthrosis deformans*.

Neben statischen Fehlbelastungen gibt es für die *Arthrosis* noch andere Ursachen: Unfälle mit Bruch der Gelenkflächen, Zerrungen mit Blutergüssen ins Gelenk, Bänderrisse und Quetschungen.

Arthritis

Infektionen, wie etwa die Tuberkulose, führen zu einer *entzündlichen* Veränderung des Gelenks. Weit häufiger erkranken die Gelenke durch rheumatische Entzündungen. Eiterherde sind meistens die Ursache. Wir sprechen dann von *Arthritis*. Diese Gelenkentzündungen sind nicht so zahlreich wie die Arthrosis. Die Ausdrucksformen sind sich jedoch in allen Fällen ziemlich ähnlich, nicht zuletzt deshalb, weil die Arthrosis zwischendurch zu entzündlichen Schüben, zur Arthritis neigt.

Arthrosis macht sich zuerst nur ab und zu bemerkbar, etwa beim Treppensteigen oder beim Bergabwärtsgehen, besonders auf holperigem Pflaster. Das Gelenk schmerzt etwas. Dies wird meist noch übersehen. Dann steigern sich die Beschwerden, das Gelenk »versagt«, und man hat das Gefühl, es möchte bei Belastung einknicken.

Geht der Krankheitsprozeß weiter, werden die Zeichen der Entzündung deutlicher. Schwellung der Weichteile um das Gelenk und nächtliche Schmerzen führen den Kranken nun zum Arzt. Legt man die Hand auf ein solches Gelenk – z.B. auf ein Knie – so spürt man beim Bewegen ein deutliches Reiben, als wäre Sand darin. Dies wird von dem aufgerauhten Knorpelüberzug verursacht. Manchmal entzündet sich das Gelenk derart, daß sich in ihm ein Erguß von Gelenkflüssigkeit bildet.

Behandlung

Ziel der Behandlung von Gelenkerkrankungen wie Arthrosis und Arthritis ist, Fehlbelastungen zu beseitigen. Anders ist eine Besserung nicht zu erwarten. Ein wesentlicher Faktor ist dabei das *Körpergewicht*. Jedes Kilo Gewichtsabnahme entlastet die statisch über- und fehlbelasteten Gelenke. Der Gelenkkranke darf keine schwere Last tragen, und die Treppen steigen sollte er nur, wenn es unbedingt notwendig ist.

Mit orthopädischen Stützen, den Einlagen, kann man Fehlstellungen korrigieren und mit Stützbandagen und Wicklungen das kranke Gelenk entlasten.

Bei allen akut-entzündlichen Erkrankungen der Gelenke ist der Arzt aufzusuchen!

Es gibt die »trockene« und die »feuchte« Entzündung, wie man es z. B. von der Rippenfellentzündung kennt. Die »feuchte« Entzündung mit prall geschwollenem Gelenk muß ruhiggestellt werden. Der Arzt entscheidet, ob er den Erguß durch Einstich entleeren muß oder ob dieser mit Hilfe von Packungen, Stützverbänden und Bestrahlungen aufgesogen werden kann.

Ist das Gelenk sehr heiß, bringen kühle Umschläge mit Quark, Alkohol, Eis, Lehm oder Kyttaplasma (Pflanzenpektine aus Beinwell) Linderung. Bei chronischen Zuständen hilft Wärme in jeder Form, angefangen von Heizkissen, der heißen Fangopackung, der Paraffinpackung, dem Heusack bis zu den Bestrahlungen mit Infrarot, Kurzwellen oder Mikrowellen. Auch die früher schon beliebten Katzenfelle sind wohltuend neben Einreibungen, Bädern und Massagen.

Arthritische Schübe bei Arthrosis behandelt der Arzt zusätzlich mit antirheumatischen Medikamenten. Auch zur Unterstützung des Wiederaufbaus des Knorpels sind Mittel entwickelt worden. Bestehen chronische Gelenkbeschwerden, kann der Patient selbst mithelfen und so die vom Arzt verordneten Heilmaßnahmen unterstützen:

Die meisten kranken Gelenke verlangen Wärme und Halt. Tagsüber ist für das Fuß- oder Kniegelenk eine Wickelung mit Trikotschlauchbinde oder auch Idealbinde wohltuend. Sie kann im Winter noch mit Watte unterlegt werden. Eine feuchtwarme Packung am Abend mit Fango, Heublumensack oder heißem Wasser bringt Linderung. Anschließend reibt man das Gelenk mit vom Arzt verordneten Medikamenten ein, sonst mit Salicyl-Spiritus, Franzbranntwein oder »Vorlauf« (= erster Abzug bei der Branntweindestillierung). Über Nacht wärmt ein Wollschal oder ein Katzenfell. In die Kniekehle legt man ein kleines Kissen, einen Hirsesack oder eine Rolle. – Vor Bestrahlungen mit Lampen oder Apparaten muß man seinen Arzt fragen.

Wärme, die unangenehm empfunden wird, kann schaden. Es empfehlen sich dann kühlende Aufschläge mit kaltem Wasser, dem auch ein Schuß Alkohol oder Arnikatinktur zugesetzt werden kann, oder mit Quark oder Lehm. Selbst Eispackungen können lindern.

Nicht akut erkrankte Gelenke müssen bewegt werden. Man beginnt damit morgens im Bett:

Die Knie werden angezogen, die Fußgelenke auf- und abbewegt.

Beine strecken, Knie beugen und strecken.

Dann steht man auf, schwingt jedes Bein aus der Hüfte vor und zurück.

Nun setzt man sich auf einen Tisch und »baumelt« mit den Beinen, d.h. die Knie werden hängend gebeugt und gestreckt, die Fußgelenke dabei ebenfalls auf- und abbewegt.

Kranke Gelenke dürfen nicht in belastetem Zustand gebeugt werden!
Die Kniebeuge ist geradezu schädlich. Ebenso ist das Treppensteigen auf ein Mindestmaß zu beschränken. Stehen auf harten,

kalten oder feuchten Böden sollte man vermeiden (Holzrost, Kokosmatte unterlegen, wo dies nicht zu umgehen ist).

Beim Gehen auf Straßenpflaster dämpft ein Schuhabsatz aus Naturgummi die Erschütterungen.

Beliebt sind heiße Bäder, Moor- oder Thermalbadekuren. Sie sind für rheumatische Gelenkerkrankungen heilsam. Doch muß bei Beinschmerzen vorher genau untersucht werden, ob nicht gleichzeitig Venenentzündungen oder arterielle Mangeldurchblutung bestehen. Dann darf nicht warm gebadet werden. In solchen Fällen muß man sich mit Teilpackungen und Aufschlägen auf die Gelenke begnügen

Gicht (Arthritis urica)

Eine bestimmte Form entzündlicher Gelenkerkrankungen ist die *Gicht*, eine Stoffwechselstörung. Sie galt früher als eine Erkrankung der Wohlhabenden, heute weiß man, daß sie viel häufiger ist, als man früher annahm.

Die Fortschritte der Labormedizin erlauben heute die Bestimmung der Harnsäure des Blutserums in der ärztlichen Praxis. Bei der Gicht befindet sich zu viel Harnsäure im Blutserum. Die Harnsäure stammt aus der Nahrung, besonders aus zu großen Zufuhren von Fleisch und dabei speziell den Zellkernen. So erhöhen dunkles Fleisch, z. B. Wild und Innereien (Leber, Nieren, Herz) stärker den Harnsäuregehalt des Blutserums als helles Fleisch vom Kalb oder Junggeflügel. Die überschüssige Harnsäure lagert sich in Form von Kristallen in verschiedenen Körperpartien ab, besonders im Knorpel der Gelenke und im Ohrknorpel. Auch die Nieren können geschädigt werden (»Gichtniere«).

Die Harnsäuregicht äußert sich in schubweisen Anfällen hochakuter Gelenkentzündungen. Am häufigsten tritt die Großzehengicht (Podagra) auf, die das Großzehengrundgelenk befällt. Das befallene Gelenk wird nach einer Reihe solcher Anfälle, die Tage bis Wochen dauern können, zerstört. Harnsäurekristalle lagern sich ein.

Was können Sie dagegen tun?

Neben der antiarthritischen Behandlung muß die Harnsäure reduziert werden. Dies geschah früher durch eine sehr asketische Diät. Die pharmakologische Forschung entwickelte jedoch Medikamente, die die Synthese von Harnsäure schon in der Niere unterbindet (Allopurinol).

Dennoch ist es ratsam, seinen Organismus von einem Übermaß an Harnsäurebildnern zu verschonen. Die Ernährung sollte also ein vernünftiges Quantum an Fleisch enthalten; wenig Kaffee und Alkohol und als Ausgleich reichlich pflanzliche Kost, besonders in Form von Rohkost, Salaten, Obst und Fruchtsäften. Körperliche Bewegung und Schwitzen unterstützen die natürlichen Vorgänge des Zellstoffwechsels, so daß nicht zu viele Stoffwechselschlacken, zu denen man die Harnsäure zählt, im Organismus zurückbleiben.

Vorbeugung und Nachsorge

Vorbeugen ist die erfolgreichste und billigste Behandlung. Sie erfordert jedoch persönlichen Einsatz. Nicht Angst vor der Erkrankung sollte die Triebfeder zu vorbeugenden Maßnahmen sein, sondern die Einsicht, daß Gesundheit kein selbstverständliches Geschenk ist. Gesundheit muß täglich erworben werden.

Schon im *Altertum hat der Arzt Hippokrates* geschrieben: »Die Krankheiten befallen uns nicht aus heiterem Himmel, sondern entwikkeln sich aus täglichen kleinen Sünden wider die Natur. Wenn diese sich gehäuft haben, brechen sie scheinbar plötzlich hervor«.

Nachsorge bedeutet nicht nur, den Erfolg der Behandlung möglichst lange zu sichern, sondern ist zugleich die beste Vorbeugung gegen Rückfälle. Vielfach macht die Krankheit einsichtig und erleichtert dem Kranken zunächst die Einhaltung ärztlicher Verordnungen. Je schwerer die Erkrankung war und je größer die Neigung zum Rückfall ist, desto sorgfältiger muß der Patient die empfohlenen Maßnahmen der Nachsorge durchführen.

Zur Vorbeugung und Nachsorge läßt sich ganz allgemein sagen, daß *diejenigen* Übungen spürbar helfen, die täglich oder zumindest in kurzen Abständen regelmäßig gemacht werden. Von Anwendungen, die nur ab und zu und unregelmäßig durchgeführt werden, darf man keine große Auswirkungen erwarten. Bei den Übungen gegen venöse und arterielle Gefäßerkrankungen der Beine sind die aktiven wirkungsvoller als die passiven: Ein intensiver Gang oder Jogging, bei denen man *aktiv* zum Schwitzen kommt, greifen tiefer in die Blutzirkulation und in den Stoffwechsel ein als z. B. die Sauna, bei der man *passiv* schwitzt.

Die Frage der medikamentösen Unterstützung wird hier weitgehend ausgelassen. Sie ist Angelegenheit des behandelnden Arztes.

Gymnastik und Sport

Muskelkraft hält unseren Körper in seiner aufrechten Haltung, Muskelarbeit fördert den Blutzustrom in den Arterien und den Blutabstrom in den Venen. Die Spannkraft der Muskulatur erhält unser Fußgewölbe, unsere Gelenke in der richtigen Funktion und bewahrt sie vor falschem Gebrauch und übermäßigen Belastungen.

Bewegungsmangel und falsche oder übermäßige Belastung der Gelenke bilden wesentliche Teilursachen der Gefäßerkrankungen der Beine. Mit täglicher Gymnastik können wir diese Mängel mindestens teilweise ausgleichen, die Muskeln üben und ihr funktionelles Gleichgewicht schulen.

Gymnastische Übungen für bettlägerige Patienten

Mit besonderer Sorgfalt muß die Gymnastik bei bettlägerigen Patienten durchgeführt werden. Alle Gelenke der Beine werden bewegt, und zwar nur dann passiv, wenn dies aktiv nicht möglich ist. Sobald der Kranke die Beine aktiv bewegen kann, gibt man Widerstand, gegen den er entsprechend seinen Kräften beugen, strecken, spreizen, schließen und stemmen muß.

Es ist bekannt, daß der Kranke bei strenger Bettruhe pro Woche etwa 15 % seiner Muskelkraft durch Muskelschwund verliert. Mit einfachen Muskelanspannungen ohne Bewegung der Glieder und aktiven Übungen gegen Widerstand kann man bei täglichem, stündlichem Training diese Muskel- und Kraftverluste weitgehend verhindern.

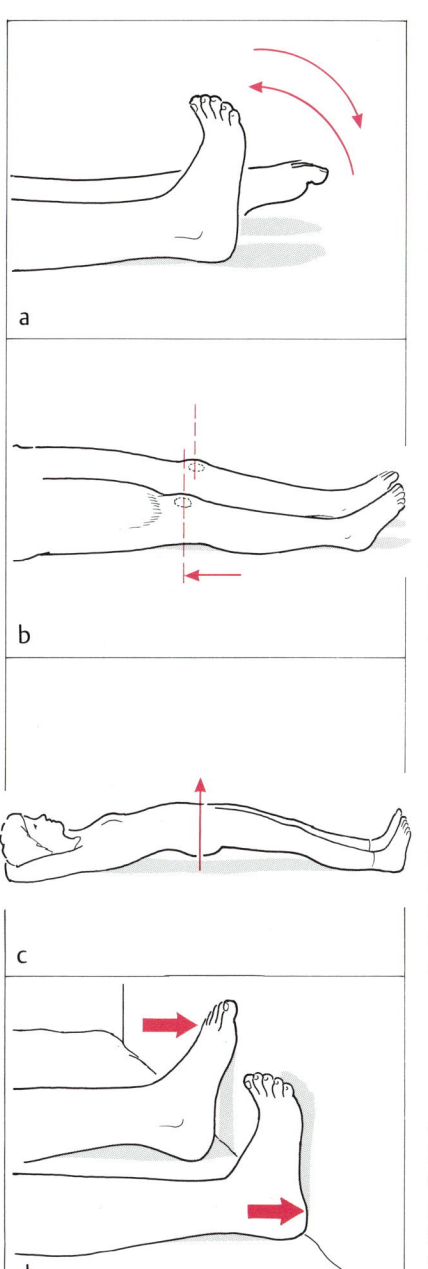

Ausgangsstellung: Rückenlage, ausgestreckt. Hände hinter dem Kopf.
Ausführung: Vorfuß im Fußgelenk kräftig strecken und wieder anziehen. Zehen dabei mitbeugen und mitstrecken. Gleichsinnig oder im Wechsel. 1–2mal in der Sekunde; 20mal

Ausgangsstellung: wie bei Übung 1.
Ausführung: Kniescheibe kräftig anspannen und wieder locker lassen. Gleichsinnig oder im Wechsel. 1mal in der Sekunde; 10mal

Ausgangsstellung: wie bei Übung 1.
Ausführung: Anheben des Beckens unter Anspannung der Gesäßmuskulatur, dabei ausatmen. Becken senken und entspannen, dabei einatmen. 5mal

Ausgangsstellung: In Rückenlage werden die Fußsohlen rechtwinklig gegen das untere Bettende oder gegen die Wand gestellt.
Ausführung: Wechselweise stemmt man Vorfuß und Ferse gegen den Widerstand des Bettes oder der Wand. 1mal in der Sekunde; 20mal

═══   Gymnastische Übungen für nichtbettlägerige Patienten

- Übungen zur Kräftigung der Fußmuskeln
- Übungen zur Mobilisation der Hüfte und Kräftigung der Hüftmuskulatur
- Übungen für die aufrechte Haltung
- Bodenübungen
- Übungen im Vierfüßerstand
- Übungen in Bauchlage
- Gehübungen
- Kurzübungen zur täglichen Anwendung

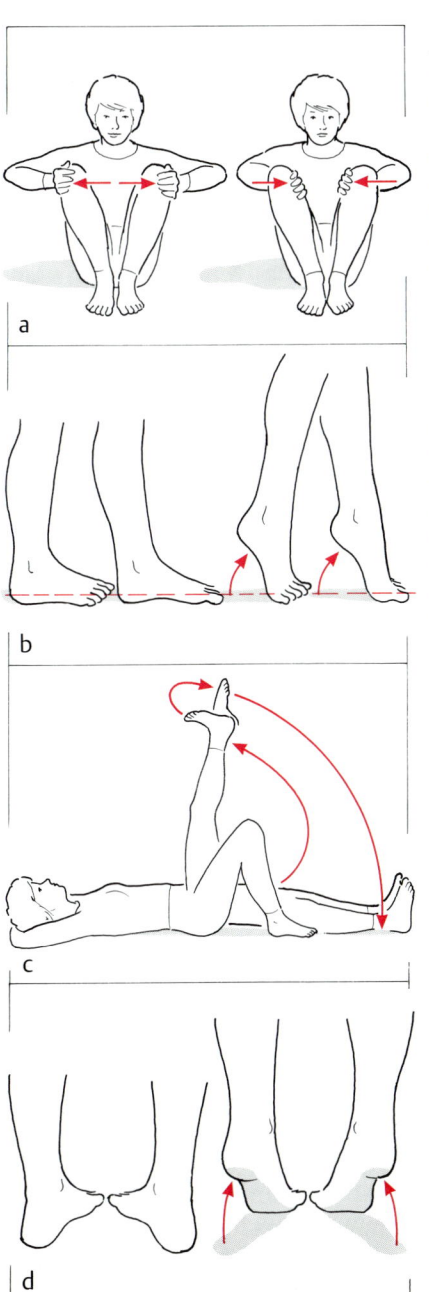

Ausgangsstellung: Sitzstellung auf dem Boden mit angezogenen Knien.
Ausführung:
a) Die Hände Pressen die Knie zusammen. Mit den Knien wird gegen den Widerstand der Hände gedrückt.
b) Die Knie werden zusammengepreßt. Mit den Händen wird versucht, gegen diesen Widerstand die Knie auseinanderzuziehen. Je 4mal über 3 Sekunden

Ausgangsstellung: Aufrecht stehen in Schrittstellung: Füße in einer Linie voreinanderstellen, sich dabei an einer Stuhllehne festhalten.
Ausführung: Fersen langsam bis zum hohen Zehenstand heben, dabei das Gewicht vom rückwärtigen auf den vorderen Fuß verlegen. Knie und Hüftgelenke bleiben gestreckt. 10mal langsam üben, dann Wechsel der Füße

Ausgangsstellung: Rückenlage ausgestreckt, Hände hinter dem Kopf.
Ausführung: Jeweils ein Knie anziehen, Bein hochstrecken, Vorfuß auf- und abbewegen. Bein wieder zum Boden senken. Wechselweise im langsamen Tempo, je 15mal

Ausgangsstellung: Aufrechter Stand, Zehen gegeneinander stellen, Fersen auseinander.
Ausführung: Füße rasch in Zehenstand heben und senken, Fersen bleiben dabei nach außen gedrückt, die Knie bleiben gestreckt. 20mal

Atemgymnastik

Sie trägt wesentlich zum Training der Brustkorb- und Bauchmuskulatur bei, ohne deren Spannkraft das Blut in größeren Mengen in die schlaffen Gefäße der Beine versackt. Eine ausgiebige Atembewegung ist unerläßlich für die Entleerung der Gefäße der unteren Körperhälfte. Beim Einatmen entsteht ein Sog im Brustraum. Bei aktiver Ausatmung, d. h. bei Mithilfe der Bauch- und Flankenmuskulatur, wird der Druck auf die Gefäße im Bauchraum erhöht, so daß wiederum Venenblut nach dem Herzen abströmt.

Der Gesunde kann sich gegen eine sitzende oder stehende Lebensweise genügend Ausgleich verschaffen: Beim raschen Spaziergang, beim Schwimmen, beim Joggen, Golf, Tanzen, Tennisspielen oder Reiten erhöht sich der Abstrom aus den Beinen, und er verhindert damit eine Stauung in den Venen.

Beim Kranken dagegen ist ein systematisches Atemtraining nötig, besonders dann, wenn er sich kaum bewegen kann und seine Beine bereits gestaut sind. Das Ausatmen muß dabei unter vollständiger Anspannung der Bauchmuskulatur ohne zu pressen ausgeführt werden. Erst kräftiges Ausatmen – als wolle man ein Watteflöckchen in die Höhe blasen – ermöglicht tiefes Einatmen. Das Einströmen der Luft – am besten durch die Nase – erweitert den Brustraum im Bereich der unteren Rippen, das Zwerchfell tritt bei der Bauch- und Flankenatmung tiefer.

Niemand mit sitzender Lebensweise sollte auf die Unterstützung des Venenstromes durch vertiefte Atmung verzichten. Unerläßlich aber ist sie beim bettlägerigen Kranken!

Radfahren

Radfahren kann man für Venenkranke im allgemeinen empfehlen. Die Pedale sollten mit dem Fußballen getreten werden. Die Muskelbewegung ist allerdings nicht so ausgiebig wie beim Gehen. Es ist aber besser, mit dem Rad zu fahren als mit dem Auto. Das Rad kann besonders dann empfohlen werden, wenn es sich um Einkäufe mit schweren Lasten handelt: Sie können meist auf dem Rad untergebracht werden, so daß die Beine nicht so belastet sind wie beim Einkauf zu Fuß.

══ Sauna

Die trockene Warmluft der Sauna bewirkt nicht die gleiche Erschlaffung der Venen wie z. B. ein Dampfbad oder ein warmes Wannenbad. Dennoch haben wir mit der Lichtreflexions-Rheographie (LRR, s. S. 76) nachweisen können, daß die Venenwände nach dem Saunagang erschlafft waren, so daß die Abpumpleistung verringert und die Wiederfüllung beschleunigt waren. Nach dem kräftigen Abkühlen im kalten Tauchbad und mit KNEIPPschen Güssen stieg zwar die Wandspannung der Gefäße wieder an, es dauerte jedoch sechs bis sieben Stunden, bis die Werte von vorher wieder erreicht waren. Wenn keine Entzündung in Venen oder Krampfadern vorhanden sind, muß man die Sauna nicht gerade strikt verbieten. Wenn Sie jedoch zu Krampfaderbildung und Venenentzündung neigen, sollten Sie die Sauna lieber unterlassen. Es ist dann eher abzuraten vom Saunabaden.

══ Kuren und Heilverfahren

Sind ausschließlich Gelenke erkrankt, erzielt man mit Kuren in Rheumabädern beachtliche Erfolge. Hierfür eignen sich warme Thermalbäder, besonders mit schwefelhaltigen Quellen, ferner Moorbäder, Schlickbäder und in schweren Fällen Radiumbäder. Sind aber gleichzeitig Venen und/oder Arterien erkrankt, dürfen solche warmen Bäder nicht genommen werden. Bestehen keine akute Venenentzündung und kein Arterienverschluß, kann man die erkrankten Gelenke örtlich mit Moorpackungen, Fangopackungen usw. behandeln.

══ Die Kneipp-Kur

Vor rund 100 Jahren hat Pfarrer Kneipp Behandlungen mit kurzen Kaltreizen oder wechselwarmen Hautreizen in die Medizin eingeführt. Richtig eingesetzt, erhöhen diese Anwendungen die Spannkraft der Gewebe und der Gefäße und verbessern die Zirkulation. Dies ist die beste Nachbehandlung nach Venenthrombose und Vorbeugung gegen Rückfälle. Auch bei Krampfaderleiden ist diese Kur geeignet, vorausgesetzt, daß die Krampfadern nicht entzündet sind. Die Kur beginnt mit wechselwarmen Waschungen, geht dann zum Knie- und Schenkelguß über und schließlich zum Wassertreten. Eine Steigerung dieses Gefäßtrainings ist dann möglich, wenn auf eine Anwendung eine normale Reaktion eintritt, die sich in einer frischen, rosigen Färbung des Beines zeigt. Das Bein wird leicht und warm. Kältegefühl und blau-violette Verfärbung zeigen an, daß die Verordnung entweder zu frühzeitig war (z. B. weil noch Venen in der Tiefe entzündet waren), oder die Anwendung zu lang oder am kalten Bein ausgeführt wurde. Zwischen den Anwendungen muß der Patient ausgiebig spazierengehen und nach Tisch ein bis zwei Stunden ruhen. Die Kur sollte mindestens drei, möglichst vier Wochen dauern.

Die Anwendungen, die man in der Kur erlernt, kann man zu Hause weiter durchführen. Dabei ist dem venengeschwächten Patienten der morgendliche Knie- oder Schenkelguß zu empfehlen. Wenn für Sie der kalte Guß zunächst einen Schock bedeutet, beginnen Sie die Güsse mit leicht temperiertem Wasser. Die Beine müssen zu Beginn der Anwendung warm sein und danach auch gleich wieder warm werden. Der Guß selbst dauert nur wenige Sekunden. Herzfern also an der rechten Ferse beginnend zur Kniekehle aufsteigend, wird beim Knieguß der weiche Wasserstrahl nach dem Umkreisen der Kniescheibe auf der Schienbeinfläche wieder zum Fuß hinabgeführt. Danach erhält das linke Bein die gleiche Anwendung. Wenn Sie danach nochmals für zwei Minuten das Bett aufsuchen, fühlen Sie sich herrlich erfrischt. Auch ohne dieses »Nachdämpfen« sind die Beine nach dem Kneipp-Guß leicht und warm, so daß sie den morgendlichen Knieguß oder auch Schenkelguß nicht mehr missen wollen. Bei Erkrankungen der Arterien dürfen keine Bäderkuren durchgeführt werden.

===   Klimakuren

Gebirge in Höhen von über 1000 m, auch die Küsten der Nordsee und des Nordatlantiks besitzen kräftiges Reizklima. Sie können für

Venengefährdete, auch für Menschen mit Krampfadern oder nichtentzündlicher Stauungsneigung empfohlen werden. Meerschwimmbäder, Strand- und Wattwanderungen wirken besonders auf die Spannkraft der Gefäße insgesamt und der Beine speziell. Vorsichtig, kurz beginnend, läßt man bei Wanderungen am Strand auf festem Sand die Beine immer wieder von Wellen überspülen. Barfuß gehen in weichem, trockenen Sand ist anstrengend und führt nicht selten zu Fußsohlenschmerz und Muskelkater. Ist ein Patient nach einer Venenentzündung noch nicht wieder in einer ausgeglichenen Reaktionslage oder handelt es sich um einen labilen oder körperlich überlasteten Menschen, können die Reize im Hochgebirge oder an der Nordsee zu stark werden und Fehlreaktionen auslösen. Solche Patienten gehen zur Nachkur besser in mildere Reizklimata der Mittelgebirge, in föhnarme, nebelfreie Höhenlagen zwischen 500 und 800 m oder an die Ostsee.

Der Gefäßkranke – besonders der Venenkranke – sollte feuchte, feuchtwarme Klimata, Föhngebiete, große Hitze und starke Sonneneinstrahlung meiden. Wer im Juli oder August an die Adria gehen will, darf nicht mit Venenstauungen zu tun gehabt haben. Die Sonneneinstrahlung ist dort zu stark, und kräftigende Kaltreize fehlen.

Reisen

Zur Anreise in die Nachkur ist zu sagen: Bei langen Reisen ist Bahnfahrt der Fahrt im Auto vorzuziehen, weil man sich im Zug bewegen und auf den Haltestationen die Beine vertreten kann. Bei Autofahrten sollte man jede Stunde anhalten und etwa zehn Minuten gehen. Wegen der kürzeren Reisedauer ist bei großen Entfernungen das Flugzeug der Bahn- und Autofahrt vorzuziehen. Im Flugzeug soll bei langen Reisen der Venenempfindliche nicht in seinem Sessel sitzen wie ein Sack Kartoffeln. Öfter soll er einmal aufstehen und auf die Zehen wippen. Zwischendurch soll man seine Füße im Fußgelenk kräftig auf- und abbewegen, so wie Oma die Nähmaschine trat. Das entleert die Venen, die sonst nicht genügend Schubkraft bekommen.

Massage

Immer wieder wird gefragt, ob Massage bei venengestauten, venenempfindlichen und sogar venenkranken Beinen gut sei. Darauf ist zu antworten, daß gestautes Blut und Gewebesäfte hinausgearbeitet werden sollen, andererseits aber die Venen außerordentlich empfindlich gegen mechanische Reize sind. Bei entzündeten Venen oder gar bei Gefahr von Thrombenbildung ist jede Art von Massage selbstverständlich streng verboten, da dies sehr gefährlich wäre. Wie leicht könnte sich ein Blutgerinnsel lösen und eine Embolie verursachen! Sind die Beine nicht schmerzhaft, sondern »nur gegen Abend etwas »angelaufen«, d. h. fühlen sie sich voll und schwer an, so kann man durch wenige Striche vom Mittelfuß bis übers Knie hinaus mit satt angelegten Händen diese Stauung beseitigen. Im Bein empfindet man bei und nach solcher Behandlung ein wohliges, leichtes Gefühl. Meist genügen acht bis zehn Striche an einem Bein. Dazu kann eine sogenannte Venensalbe verwendet werden. Jedes Kneten, Walken oder Schütteln muß man streng vermeiden, um die meist sehr sensiblen Venen nicht zu reizen. An Krampfaderknoten wird keine Streichmassage ausgeführt. Gegen Hautreize sind gestaute Beine oft überempfindlich. So reagieren sie auf Bürsten mit Erweiterung der kleinen Hautgefäße. Dies führt zu Krampfadern der kleinsten Venen (»Besenreiser«), die sich blaurot in der Haut abzeichnen. Eine andere Art der Massage greift am *Bindegewebe* der Kreuzbein-, Hüft- und Lendenregion an. Dort befinden sich Zonen, welche über Gefäßnerven die Zirkulation im Bein steuern. Von ihnen aus läßt sich die Blutzufuhr und die Gefäßspannung in den Beinen beeinflussen. Diese sogenannte *Bindegewebsmassage* kann in jedem Stadium der Venen- wie auch der Arterienerkrankung der Beine eingesetzt werden. Die Beine werden dabei nicht massiert.

Bestrahlungen

Die gebräuchlichsten Bestrahlungen erwärmen in irgendeiner Form und erweitern die kleinsten Blutgefäße. Dies wirkt günstig bei rheumatischen Entzündungen, Arthritis und Arthrose oder bei Entzündungen von Sehnen oder der Knochenhaut. Die Wärme entspannt und lindert den Schmerz. Bei erweiterten Haargefäßen (Kapillaren) werden

Entzündungsstoffe schneller resorbiert. Bestehen jedoch Venen- oder Arterienerkrankungen, so darf in deren Bereich nicht warm bestrahlt werden, sondern lediglich in der Kreuzbeinregion.

Zu den Wärmebestrahlungen gehören:

- Hochfrequenzdiathermie
- Ultrakurzwellen
- Mikrowellen
- Lichtbogen
- Langwellen-Infrarotstrahlen
- Heißluft
- Solluxlampe

Eine andere Form der Bestrahlung wird mit niederfrequentem, meist galvanischem Strom durchgeführt. Man kann ihn als Reizstrom einsetzen oder in einer beruhigenden Form. Wichtig sind Stromart und Stromrichtung. Diese müssen vom Arzt bestimmt werden. Mit dem Reizstrom erhöht man die Spannkraft der Gewebe, man übt die Muskulatur, Ergüsse können zur Resorption gebracht werden, die Zirkulation wird angeregt. Die beruhigende Stromform dämpft die Erregbarkeit der Nerven, löst Verkrampfungen, wirkt entzündungslindernd. Die Verwendung solcher Geräte ist also vielseitig. Noch intensiver wirken Interferenzströme. Da diese Ströme die Gefäße nicht schlaff machen, kann man sie auch an gefäßkranken bzw. – empfindlichen Beinen einsetzen. Dies ist vorteilhaft, weil Venen- und Gelenkerkrankungen häufig zusammen vorkommen. Außer den in der ärztlichen Praxis verwendeten Apparaturen (Ionomodulator, Neodynator, Nemectrodyn) sind sogenannte Feinstromgeräte für den Laien im Handel. Der Strom ist dort nur sehr gering dosiert, damit kein Schaden angerichtet werden kann. Eine Behandlung läßt sich damit etwas unterstützen.

Manuelle Lymphdrainage

Der Biologe Dr. VODDER entwickelte in den 30er Jahren eine besondere Massagetechnik, die von der üblichen Körpermassage ganz abweicht, und nannte sie *Manuelle Lymphdrainage*. Diese Behandlungsmethode hat zum Ziel, überall wo Lymphansammlungen oder Schwellungen auftreten, die Entsorgung zu regulieren und somit eine Abflußförderung der Lymph- und Bindegewebeflüssigkeit und die Regeneration der Zellen zu bewirken. Diese ist nur möglich, wenn Schlacken und Schadstoffe, die die Lymphe mit sich führt, gut und schnell abtransportiert werden. Am besten hat sich die Lymphdrainage bei Lymphstauung bewährt. Sie entsteht durch Bewegungsarmut, wenn die Muskelarbeit zu gering ist oder fehlt, die die Venen- und Lymphgefäße leerpumpt. Auch bei einseitiger Tätigkeit, bei Überlastung kann es zum Lymphstau kommen, ebenso bei entzündlicher Reizung. Eine solche Reizung kann im Rahmen einer venösen Abflußstörung entstehen, wenn der Lymphabfluß die venöse Stauung nicht mehr ausgleicht. Der besonders geschulte Therapeut beginnt bei der Manuellen Lymphdrainage am Kopf und hört an den Fußspitzen auf. Ungewohnt ist auch das ganz sanfte Kreisen (Pumpen) der behandelnden Hände. Kneten, pressen, Druck und Zug gibt es bei der Lymphdrainage nicht.

Sehr gute Erfolge der Lymphdrainage haben wir außer bei Stauungen bei:

– Rheumatischen Erkrankungen und Syndromen (Ischias)
– Der Unfallbehandlung (Beseitigung von Verdickungen und Versteifungen)
– Ödemen, besonders bei Wundrosen-Nachbehandlung
– Elefantiasis
– Nach Brustoperation wegen Krebs
– Migräne
– Schnupfen und grippalen Infekten

Nicht behandelt werden dürfen:
– Alle akuten und chronischen Entzündungen der Lymphdrüsen und Krebserkrankungen.

Eine Behandlung des ganzen Körpers dauert 45 bis 60 Minuten. Die *Manuelle Lymphdrainage* ist eine entwässernde Massage. Der Patient fühlt sich danach sehr wohl, er ist nicht müde und zerschlagen. Allerdings gibt es nach den ersten Behandlungen auch Reaktionen als Reizbeantwortung des Körpers. Bei der *Manuellen Lymphdrainage* ist der Reiz sanft, deshalb ist auch die Reaktion nicht schmerzhaft. Eine Reaktion ist erwünscht, zeigt sie doch, daß der Körper anspricht – der Erfolg wird also nicht ausbleiben. Die *Manuelle Lymphdrainage* wird ergänzt mit Atem- und Bewegungsübungen.

Ernährung und Fasten

Eine eigentliche Heildiät, wie wir sie bei manchen inneren Erkrankungen kennen, gibt es für Venenkranke nicht. Wir können aber mit entsprechender Diät die Heilbestrebungen unterstützen. Zunächst muß die Ernährung so beschaffen sein, daß sie unsere Spannkraft und Leistungsfähigkeit erhält. Deshalb muß sie außer den Grundnahrungsstoffen, Eiweiß, Fett und Kohlehydrate, die nötigen Vitamine, Fermente, Salze und Spurenelemente zuführen. Das heißt: Sie muß möglichst vielseitig, abwechslungsreich und unverfälscht sein. Eiweiß ist besonders in Milch, Käse, Eiern, Fisch und Fleisch enthalten. Kohlehydrate bekommen wir aus Brot und Mehl, Kartoffeln, Nährmitteln, Zucker, Honig, Marmelade und Früchten. Fett nehmen wir mit Fleisch zusammen, im Käse und in Form von Butter, Margarine und Öl zu uns. Die wichtigsten Vitamine finden wir in den Nahrungsmitteln dieser Aufzählung, sie werden ergänzt durch Gemüse und Salate mit ihren wertvollen Mineralien. Außer dem rechten Maß an Nährstoffen soll die Nahrung so zusammengesetzt sein, daß sie

– das Körpergewicht in Grenzen hält und
– die Darmtätigkeit reguliert.

Dies geschieht am natürlichsten durch Ballaststoffe, insbesondere Zellulose, die in allen pflanzlichen Nahrungsmitteln reichlich enthalten ist. Kaffee und Tee regen den Kreislauf an und sind in mäßigen Mengen – soweit sie von den Verdauungsorganen und den Nerven vertragen werden – unschädlich. Beim Alkohol gilt ebenfalls: Erst die Menge läßt ihn zum Gift werden. Hochkonzentrierte Alkohole erweitern die Blutgefäße der *Peripherie*. Sie sind deshalb Venenkranken nicht zu empfehlen. Weißwein, Sekt und leichte, helle Rotweine wirken anregend. Besteht ein Leberleiden, ist Alkohol in jedem Fall schädlich. Bier erhöht mit seinem Gehalt an Kohlehydraten (Malz) leicht das Körpergewicht.

Menschen mit Übergewicht sollten deshalb wenig Bier trinken. Strenge Fastenkuren, z. B. Teefasten mehr als drei Tage, dürfen nur unter Kontrolle eines in Fastenkuren erfahrenen Arztes durchgeführt werden. Bei Venenerkrankungen ist das Abheilen entzündlicher Erscheinungen abzuwarten.

Kleidung

Die Kleidung hat verschiedene Aufgaben: Einmal schützt sie gegen Einwirkung von außen. Dies wird besonders deutlich beim Schuh, der Verletzungen und Infektionen des Fußes weitgehend verhindert. Ferner dient sie dem Wärmehaushalt, indem sie vor brüsker Abkühlung und Erwärmung schützt. Andererseits soll Kleidung die Verdunstung von Wasser zulassen, weil der Organismus so seine Wärme reguliert. Beim Beinkranken muß berücksichtigt werden, daß die Zirkulation im allgemeinen in den Beinen verlangsamt ist. Dies bringt die Gefahr der Auskühlung mit sich, vorwiegend dann, wenn die Muskulatur der Beine nicht genügend aktiv gebraucht wird. Längere Unterkühlung ruft eine Lähmung der kleinen Gefäße hervor. Also muß die Bekleidung kranker Beine so gehalten werden, daß sie warmhält und doch luftdurchlässig ist. Naturprodukte, wie Wolle und Seide, erfüllen diese Forderungen. Die synthetischen Fasern müssen so weit als möglich angeglichen sein oder in Mischgeweben verwendet werden. Sobald die Außentemperatur unter 16 °C absinkt, soll der Venenkranke Wollstrümpfe oder lange Hosen tragen. Auch die langen Stiefel, besonders wenn sie gefüttert sind, und die Legwarmerstulpen und Leggings sind bei empfindlichen Venen zu empfehlen. Auf keinen Fall darf die Bekleidung die Zirkulation behindern. Kniestrümpfe, Sockenhalter und Rundstrumpfbänder behindern den Venenabfluß, auch wenn sie vermeintlich nicht stark abschnüren. Sobald der Strumpf mit dem Gummiband hält, können schon die zartwandigen Hautvenen abgeschnürt sein. Ebenso ist bei den Miederhöschen der Damen und bei den Shorties der jungen Mädchen darauf zu achten, daß es keine ringförmige Abschnürung der Beine gibt. Auch die Atmung darf von der Kleidung nicht behindert werden, da Bauch- und Flankenatmung durch die Zwerchfellarbeit von größter Wichtigkeit für den Blutabfluß aus den Beckenvenen sind. Deshalb sind stramme Korsetts abzulehnen, ja schon ein enger Gürtel kann bewirken, daß unwillkürlich auf die

Bauchatmung verzichtet wird. Trägt der Beinkranke Hosen, so ist der Hosenträger dem Gürtel vorziehen. Feste Perlonstrümpfe, sogenannte Stützstrümpfe, geben einen gewissen Halt und wirken gegen Ermüdung. Sie beugen bei gesunden Venen einer Stauung vor, vor allem bei Berufsarbeit im Stehen. Beim Venenkranken jedoch reicht diese Stütze nicht aus. Hier muß die Kompression stärker und exakter sein, z.B. durch Druckverband oder Gummistrümpfe (s.S. 87 ff. und 92). Die Schuhe bedeuten weit mehr als nur eine »Bekleidung«. Sie beeinflussen die Funktion des gesamten statischen Apparates (s.S. 138 ff.).

═══ Berufswahl

Finden sich beim Jugendlichen Anzeichen für eine Venenerkrankung, wie Krampfadern, Anschwellen der Beine, oder tritt nach einer Operation eine Venenthrombose auf, wird man bei der Berufswahl darauf Rücksicht nehmen müssen. Aber auch bei Kindern und Jugendlichen, in deren Familien gehäuft schwere Gefäßschäden vorkommen, sollte bei der Wahl des Berufes vorbeugend eine mögliche Vererbung dieser Anlage mit berücksichtigt werden. So darf man Jugendliche mit Neigungen zu Venenerkrankungen nicht in reinen Stehberufen beschäftigen. Jedoch auch stundenlanges Sitzen fördert Stauungen in den Beinvenen. Es ist deshalb darauf zu achten, daß bei der beruflichen Tätigkeit immer wieder Gehen und Sitzen möglich sind. Dabei ist Gehen im Freien der Bewegung im geschlossenen Raum vorzuziehen. Der Venengefährdete soll nicht regelmäßig Schwerarbeit leisten, vor allem keine schwere Last heben oder tragen. Auch die Beschaffenheit des Bodens wirkt sich auf Beingefäße und Gelenke aus. Steinböden oder Zementestriche sind selbst mit Auflagen von Gummimatten zu hart. Geeignet als Belag sind dicke Kokos- oder Korkmatten mit Holzrost. Auch ständig feuchter oder kalter Boden ist schädlich, da er fortwährend Wärme entzieht. Man sollte deshalb für gefäßkranke oder gefährdete Jugendliche eine Arbeit wählen, die möglichst vielseitig ist. Sie sollten sich viel bewegen müssen und in Räumen mit trockenem, nicht zu hartem Boden arbeiten können.

Weitere Fragen aus der Praxis

Wer muß vorbeugen gegen Venen- und Arterienerkrankungen?
Jeder, in dessen Familie solche Krankheiten vorgekommen sind. Jeder der eine solche Erkrankung durchgemacht hat, schließlich jeder, bei dem Anzeichen davon zu erkennen sind.

In welchem Alter muß man damit beginnen?
So früh wie möglich, schon beim Kleinkind kann man vorbeugen.

Wann ist man besonders gefährdet?
Bei allen Krankheiten mit Bettruhe und Kreislaufschwäche, nach Unfällen – auch kleinen, wie Verrenkungen und Blutergüssen – in Schwangerschaft und Wochenbett, bei langen Reisen.

Darf man bei oder nach einer Venenthrombose Kaffee und Tee trinken?
Ja, in vernünftigen und gewohnten Mengen, sofern von Magen und Nerven verträglich.

Darf man bei Venenerkrankungen rauchen?
Direkte Schäden an den Venen sind nicht bekannt, dagegen deutlich bei den Arterien. Ich rate deshalb immer davon ab.

Ist Alkohol erlaubt?
Beim Genuß vernünftiger Mengen wurden keine Schäden an den Gefäßen beobachtet. Dabei ist Weißwein und Sekt den schweren Rot- und Südweinen wegen der Gefäßerweiterung vorzuziehen.

Wie kann man mit der Ernährung mithelfen?
Die Ernährung soll reichhaltig sein, viele Vitamine, Spurenelemente und Ballaststoffe enthalten, dagegen wenig Fett, Weißmehl und Zucker. Als Eiweißträger Sauermilchprodukte und auch Fleisch.

Läßt sich jede Krampfader beheben?
Ja, bei sehr kleinen Krampfadern ist es oft noch nicht nötig.

Bis zu welchem Alter kann man es – soll man es?

Eine eigentliche Altersgrenze gibt es nicht, wir hören damit beim Eintritt des Greisenalters auf, also in der Regel, wenn der Patient etwa 70 Jahre alt ist.

Soll man bei Krampfadern mit einer Behandlung warten bis sie eine gewisse Größe erreicht haben oder Beschwerden machen?

Nein, außer bei Mini-Äderchen. Sonst ist es besser, beizeiten zu behandeln, dann werden sie nicht so groß und bilden nicht so starke Pigmentierungen wie »alte« Krampfadern. Man soll auch nicht warten, bis sie sich entzünden oder Geschwüre verursachen.

Wie lange muß man nach einer Krampfadersklerosierung bandagieren?

So lange, bis sich die Reaktion zurückgebildet hat, also keine Reste von Blutgerinnseln und keine Entzündung oder Druckschmerzstellen in der Umgebung zu fühlen sind.

Kann es bei oder nach einer Krampfaderoperation oder Sklerosie rung zu einer Lungenembolie kommen?

Nein, wenn

a) die Voruntersuchung und Vorbehandlung Schäden der tiefen Venen ausgeschlossen haben und
b) eine kompetente Nachsorge mit Kompressionsverbänden und Gehtraining erfolgt.

Kommen nach Sklerosierung oder Operation wieder neue Krampfadern?

Die Anlage zu Krampfadern kann man nicht beseitigen. Man muß deshalb auch danach Vorsorge treiben und jährlich ein bis zwei Mal zur Kontrolle gehen, damit kleinere Rückfälle gleich behoben werden.

*Muß man nach einer Venenthrombose ständig Gummi-
strümpfe tragen?*

Nur, wenn sehr viele Venenklappen zerstört sind oder die Stauung nicht vollständig ausbehandelt wurde. Sonst kommt man mit guter
Bandagierung, starkem, angemessenem Gummistrumpf, dann leichte-
rem, mithilfe der beschriebenen Kneipp-Anwendungen soweit, daß man
den Kompressionsstrumpf nur noch in Zeiten stärkerer Belastung
braucht.

Schwächt ein Gummistrumpf nicht die Muskulatur?

Nein. Denn wenn Sie in dem Strumpf gehen, übt sie ja.

Wann braucht man eine Gummistrumpfhose?

Wenn Stauung und Krampfadern über das Knie hinaufreichen
bis in die Leistenregion und auf den Unterbauch.

Was ist besser: Gummistrumpf oder Kompressionsverband?

So lange man noch etwas erreichen will, ist der Kompressionsverband nötig. Will man den erreichten Zustand nur noch erhalten, genügt der Gummistrumpf.

*Welche Verbände können oder müssen abgenommen werden,
welche bleiben?*

Fixierte, also geleimte oder geklebte Verbände, die der Arzt anlegt, müssen so bleiben. Druckverbände, die Gummifäden enthalten,
müssen zum Liegen abgenommen werden. Solche mit nur textilelasti-
schen Binden können belassen werden.

*Kann das Blut noch fließen im Kompressionsverband oder
-strumpf?*

Bei gut angepaßter Kompression fließt es sogar besser: die Arterien werden davon nicht behindert, die Venen soweit eingeengt, daß der
Blutstrom darin rascher wird.

Soll ein offenes Bein zuheilen?

Ja. Das Beingeschwür ist eine chronische Entzündung, es bringt Eiweißverlust und Störung des Allgemeinbefindens. Es muß geheilt werden.

Darf ich Wechselbäder machen?

Nicht bei Neigung zu Venenerweiterung und -erkrankungen. Dann lieber Wechselgüsse.

Sind Thermalbäder zu empfehlen?

Nur, wenn keine Neigung zu Venenerkrankungen besteht – Gefäßerweiterung!

Welche Kur kann man machen? Welchen Sport treiben?

Am besten eine *Kneippkur*. Sie muß aber so verabreicht werden, daß keine örtliche Wärme an den Beinen angewendet wird. Gut sind alle Bewegungsarten: Wandern, Schwimmen, Tennisspielen auf Sandplatz oder Rasen, Tischtennis, Golf, Gymnastik, Jogging. Abzuraten ist von allem Kraftsport, Geräteturnen, Fußball, Tennis auf Hartplatz oder Hallenboden – kurz: Von allen Sportarten mit Pressatmung oder zu harter Beanspruchung von Muskeln und Gelenken. Selbstverständlich soll man keine Sportart übertreiben. Beim Wintersport ist der Langlauf besser als alpin.

Ist Radfahren so gut wie gehen oder laufen?

Vom Gehen hat der Beinkranke mehr Hilfe, es ist vorzuziehen.

Darf man Kniestrümpfe und Bundhosen tragen?

Nein. Die Rundbänder schnüren die Venen ab.

Sind Holzsandalen oder Clogs gesund?

Nur für eine halbe Stunde am Tag. Man verkrampft die Füße darin.

Darf ich eine Bettheizung verwenden wegen kalter Füße?

Vorheizen können Sie. Beim Einsteigen schalten Sie die Heizung aber aus und ziehen Wollsocken oder gehäkelte Bettschuhe an.

Dürfen Kinder Turn- oder Tennisschuhe ganztägig tragen?
Ja, wenn diese nicht »ausgelatscht« sind, den Zehen Platz und
dem Mittelfuß einen Halt geben.

Darf ich ein vibrierendes Massagekissen benützen?
Nicht an Füßen und Beinen. Lieber im Kreuz!

*Was ist von Sauerstoff- oder Ozontherapie bei Venenleiden
zu halten?*
Vor direkter Sauerstoff- oder Ozoneinspritzung in Blutgefäße
oder ins Gewebe muß gewarnt werden. Die Sauerstoff-Mehrschritt-The-
rapie oder die »Blutwäsche« nach Professor WEHRLI, heute als HOT (hä-
matogene Oxydations-Therapie) bekannt, sättigt das Blut stärker mit
Sauerstoff ab, als dies die Atmung mit unseren verschleimten und ver-
rußten Lungen in unserer belasteten Luft kann. Wir sehen bei und nach
einer solchen Behandlungsserie eine Steigerung des Wohlbefindens und
der Aktivität, eine Besserung der Infektabwehr und eine Besserung der
Heiltendenz bei schlecht heilenden Wunden und Geschwüren. Auch die
Gehirnleistung und das Gedächtnis werden merklich gebessert. Beson-
ders bei unseren Patienten mit arteriellen Durchblutungsstörungen
möchten wir nicht mehr darauf verzichten. Dabei ist der Vorgang einfach:
Wie bei einer Spritze wird in die Ellenbeugevene eingestochen, an einem
Schläuchlein ist eine Vakuumflasche angeschlossen. Diese füllt sich zur
Hälfte mit Blut des Patienten. Dahinein wird Sauerstoff eingeleitet und
durchgemischt. Hellrot und frisch kehrt nun das Blut durch das
Schläuchlein zurück in den Kreislauf des Patienten. Nach 10 Minuten
Ruhepause geht er wieder nach Hause und fühlt sich sehr gut. Er wendet
dafür jede Woche 1- bis 2mal eine halbe Stunde auf.

Sachverzeichnis

Nachsorge (offenes Bein) 57, 58
Nagelbettvereiterung 104
Nagelpilz 125
Netzvaricose 22
Nikotin 117

O-Beine 134
Östrogene 70
Offenes Bein 25, 53ff.
Operation, Venen 33ff.
Operationen, Arterien 120ff.
Oszillogramm 113

Perforansautobindung 34
Pflasterverbände 83
Phlebographie 45, 75
Phlebologe 10
Phlebologie 9
»Pille« 69
Pilzerkrankungen 125
Plattfuß 131
Plattfußeinlage 140
Podagra 147
Postthrombotisches Syndrom 49
Pubertät 124
Pulsfrequenz 74

Quarkwickel 25
Quick-Test 46

Radfahren 154
Radio-Fibrinogen 77
Rauchen 117
Raucherbein 103
Reisen 157
Rheumatische Gelenkerkrankungen 146
Rollübung nach Prof. Ratschow 112, 118
Rosenader 16ff., 23
– große 16ff., 33
– kleine 16ff., 21
Ruheschmerzen 109

Saphena s. Vena saphena
Sauna 154
Schaufensterkrankheit 103

Schlagadern s. Arterien
Schuheinkauf 142
Schwachfuß (Kind) 131, 137
Schwangerschaft 65
Schwimmen 50
Seitenastvaricose 23
Senkfuß 131
Sklerosierung 31, 34ff., 42
Sklerosierungsmittel 36
Sonnenbestrahlung s. Wärme
Sport 150ff.
Spreizfuß 131
Stammvaricosis 21, 23
Statik 130
Stauungsausschlag 24, 52
Stauungsdermatose s. Stauungsaus-
  schlag
Stauungsdruck 13
Stauungsekzem s. Stauungsausschlag
Steal-Effekt 108
Stoffwechselstörung 102, 147
Stripping 33
Stützstrümpfe 93
Stuhlgang 30
Syphilis 109

Tastbefund 74
Taubheitsgefühl 111
Temperaturmessung 74
Thrombektomie 45
Thrombose 41ff., 45
– oberflächlich 41
– tief 43
Thrombus 26, 43, 45
Tricoschlauchbinde 61, 83ff.

Übergewicht 30
Ulcus cruris venosum s. offenes Bein
Ultraschall, arteriell 114
– Druckmessung 114
– venös 32, 75
Umschläge 26, 42, 145
Unterschenkelgeschwür s. offenes Bein
Untersuchung, Arterien 110
– Venen 32, 73ff.

Bücher zum Thema bei TRIAS

Salzmann, P.
Erkrankungen der Blut- und Lymphgefäße
Krampfadern, Thrombosen, Schlagadernverkalkungen (Raucherbein), Wasseransammlung (Ödeme)
142 Seiten, 49 Abbildungen,
ISBN 3-89373-196-2

Middeke, M.
Wasser im Gewebe
Ursachen und Behandlung der Ödemkrankheiten
103 Seiten, 20 Abbildungen
ISBN 3-89373-177-6

Diehm, C., Wilhelm, C.
Leben mit Gerinnungshemmern
Bei Herzrhythmusstörungen, Herzinfarkt, Raucherbein, Schlaganfall, Venenthrombose, Lungenembolie
Ein Patientenbuch der Deutschen Herzstiftung e.V.
199 Seiten, 78 Abbildungen
ISBN 3-89373-172-5

Thomann, K.-D.
**Gesunde Füße –
beschwerdefrei laufen**
Ursachen und Behandlung von Fußbeschwerden · Richtige Fußpflege
174 Seiten, 62 Abbildungen
ISBN 3-89373-122-9

Thomann-Honscha, C.
Thomann, K.-D.
Keine Angst vor Haltungsschäden
Wachstum und Entwicklung von Kindern und Jugendlichen · Wie man Haltungsfehlern und orthopädischen Erkrankungen vorbeugen kann
174 Seiten, 48 Abbildungen
ISBN 3-89373-198-9

Diese Bücher sind im Buchhandel erhältlich.
Informationen erhalten Sie bei:

≡ **TRIAS** THIEME HIPPOKRATES ENKE

Rüdigerstraße 14, 70469 Stuttgart